Akhtar
Mit Positiver Psychologie
aus der Depression

Mit Positiver Psychologie aus der Depression

Selbsthilfe-Strategien für Resilienz und mehr Lebensfreude

Miriam Akhtar

Aus dem Englischen übersetzt
von Nina Kavelar

TRIAS

**Bibliografische Information
der Deutschen Nationalbibliothek**

Die Deutsche Nationalbibliothek verzeichnet diese Publikation in der Deutschen Nationalbibliografie; detaillierte bibliografische Daten sind im Internet über http://dnb.d-nb.de abrufbar.

Die englische Originalausgabe erschien erstmals 2012 unter dem Titel »Positive Psychology for Overcoming Depression« bei Watkins Publishing. This revised edition first publishing in the UK and USA 2018 by Watkins, an Imprint of Watkins Media Limited. 19 Cecil Court, London WC 2N 4 EZ. Design and typography copyright © Paul Saunders 2012, 2018.
Text Copyright © Miriam Akhtar 2012, 2018

1. Auflage 2019

© 2019 TRIAS Verlag in Georg Thieme Verlag KG, ein Unternehmen der Thieme Gruppe

Rüdigerstr. 14
70469 Stuttgart
Deutschland

www.trias-verlag.de

Printed in Germany

Programmplanung: Celestina Filbrandt
Projektmanagement: Kathrin Hage
Redaktion: Michaela Back, Print Company Verlagsgesellschaft m. b. H
Übersetzung: Nina Kavelar
Umschlaggestaltung: CYCLUS Visuelle Kommunikation, Stuttgart
Bildnachweis:
Umschlaggrafik: CYCLUS Visuelle Kommunikation, Stuttgart, modifiziert nach ghenadie/Shutterstock.com
Autorenbild: Miriam Akhtar
Zeichnungen: Grafikbüro Schaaf, Germersheim
Satz: Ziegler und Müller, Kirchentellinsfurt
Druck: Westermann Druck Zwickau GmbH, Zwickau

ISBN 978-3-432-10800-1   1 2 3 4 5 6

Auch erhältlich als E-Book:
eISBN (epub) 978-3-432-10801-8

Liebe Leserin, lieber Leser,
hat Ihnen dieses Buch weitergeholfen?
Für Anregungen, Kritik, aber auch für Lob sind wir offen. So können wir in Zukunft noch besser auf Ihre Wünsche eingehen. Schreiben Sie uns, denn Ihre Meinung zählt!   Ihr TRIAS Verlag

E-Mail Leserservice: kundenservice@trias-verlag.de

Adresse:
Lektorat TRIAS Verlag, Postfach 30 05 04,
70445 Stuttgart
Fax: 07 11-89 31-748

Lassen Sie sich inspirieren!
www.printerest.com/triasverlag

Besuchen Sie uns auf facebook!
www.facebook.com/trias.tut.mir.gut

*Gewidmet all jenen, die schon einmal
vom Schwarzen Hund heimgesucht wurden.
Ihr seid nicht allein.*

Die Autorin

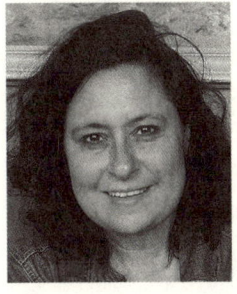

Miriam Akhtar litt selbst jahrelang unter Depressionen, aus denen sie mit Positiver Psychologie herausgefunden hat. Sie war eine der Ersten, die bei Prof. Martin Seligman, dem Begründer der Positiven Psychologie, einen Master machten. Heute arbeitet sie als Trainerin und Coach in Bristol und als Gastdozentin an der Universität Lissabon. Darüber hinaus ist sie eine inspirierende und international gefragte Rednerin und Expertin für die Wissenschaft vom Glück (vgl. Seite 7). Die preisgekrönte Journalistin hat bereits fünf Bücher geschrieben. Mehr erfahren Sie unter: www.positivepsychologytraining.co.uk.

Inhalt

Vorwort

Die Medizin konzentriert sich viel zu stark auf das, was uns krank macht, und zu wenig auf das, was uns gesund erhält. Mir als Arzt erscheint es oft, als stünde ich an einem Flussufer. Menschen treiben den Fluss hinab und wir Ärzte müssen immer tiefer ins Wasser waten, um jene herauszuziehen, die immer schwächer und kränker werden. Wir sind so gestresst und ausgelaugt, dass wir keine Zeit haben, um flussaufwärts zu gehen und herauszufinden, was diese Menschen in den Fluss stößt. Die Depression ist eine unserer größten Herausforderungen, und unsere Behandlungsmethoden müssen sich unbedingt flussaufwärts verlagern. Jeder, der schon einmal an Depressionen gelitten hat, weiß, dass Tabletten allein keine Lösung sind. Aber was ist die Lösung?

Die Antwort darauf finden Sie in diesem großartigen Buch. Die Wissenschaft der Positiven Psychologie beschäftigt sich mit dem, was uns geistig gesund und glücklich macht. Dieser Ansatz, der sich zur Behandlung und Vorbeugung von Depressionen eignet, ist leicht zu verstehen, ergibt intuitiv einen Sinn und – ganz wichtig – er basiert auf einer festen wissenschaftlichen Grundlage, die beweist, dass er funktioniert. Die Positive Psychologie ist kein beschönigendes Psychogeschwätz, sondern besteht aus gut erforschten Techniken und Ansichten, die Depressionen fernhalten können.

Der Forschung zufolge hilft es also, sich auf positive Aspekte des eigenen Lebens zu konzentrieren, um negative Gedanken und Gefühle abzuschwächen. Ich ziehe mich mit der Hilfe von Musik, Büchern, Filmen, meiner Familie, Spaziergängen und der feuchten Schnauze meines Labradors aus dem Sumpf. Diese kleinen Freuden, der Kontakt zu lieben Menschen und das Gefühl, dass mein Leben einen Sinn hat, helfen mir, auch ohne Antidepressiva auszukommen. Aber erst beim Lesen dieses Buchs erkannte ich, dass vieles, was ich instinktiv richtig machte, auch eine wissenschaftliche Basis hat. Mit meinen Patienten sprach ich fast nie über solche Alternativen – das wird sich ab jetzt aber ändern.

Im Laufe der Jahre sind mir zahlreiche depressive Menschen begegnet. Vielen von ihnen konnte man mit Medikamenten helfen, zumindest auf kurze Sicht. Alle von ihnen suchten aber nach Möglichkeiten, wie sie sich selbst helfen konnten. Als Hausarzt habe ich für jedes Patientengespräch etwa zehn Minuten Zeit (oder sechs, abzüglich der Minuten, die es benötigt, einen Zwillings-Kinderwagen durch die Tür zu manövrieren). Diese Zeit reicht nicht aus, um sich näher damit zu befassen, was meine Patienten glücklicher und widerstandsfähiger machen könnte. Dieses Buch ergründet solche Themen jedoch detailliert und einfühlsam. Es ist ein hilfreicher Begleiter für all jene, die ihre psychische Gesundheit verbessern möchten. Die Frage ist, ob man die Techniken der Positiven Psychologie aus einem Buch erlernen kann oder ob man einen Glückscoach oder Therapeuten bezahlen muss.

Ich rate Ihnen, diesem Buch eine Chance zu geben. Wenn ich mich für ein Buch über Positive Psychologie zur Behandlung von Depressionen entscheiden müsste, würde ich eines wählen, dessen Autorin in Positiver Psychologie ausgebildet ist, die interessant und verständlich schreibt und die aufgrund eigener Erfahrungen die Tücken der Depression gut versteht. Ich würde mich also für Miriam entscheiden. Wenn sie jede Schule des Landes besuchen könnte, um den Kindern beizubringen, widerstandsfähig, glücklich und einfühlsam zu sein, müsste ich in Zukunft weitaus weniger Menschen aus dem Fluss ziehen.

Dr. Phil Hammond

Arzt, Journalist, Rundfunksprecher und Komiker

www.drphilhammond.com

Einleitung

Seit der ersten Auflage dieses Buchs im Jahr 2012 (auf Englisch) hat sich die Behandlung von Depressionen erfreulicherweise gewandelt. Ich interessierte mich schon länger für Alternativen zum herkömmlichen Entweder-oder – entweder Tabletten oder Therapie. In meiner verletzlichsten Phase, als auf persönliche Verluste (das Ende einer wichtigen Beziehung und die Erkenntnis, dass mein bisheriger Beruf nicht mehr zu mir passte) einige depressive Episoden folgten, waren Antidepressiva für mich eine Enttäuschung mit üblen Nebenwirkungen gewesen. Der Besuch beim Therapeuten machte mich nur noch depressiver. Ich wusste, was in meinem Leben falschlief, und kannte die Ursache meiner Depression. Das Analysieren meiner seelischen Wunden kam mir vor, als würde ich in negativen Gefühlen versinken, statt sie zu bewältigen. In diesem Buch möchte ich daher einige praktische, evidenzbasierte Strategien aus der Positiven Psychologie vermitteln, die nachweislich dabei helfen können, das eigene Wohlbefinden wiederzugewinnen.

Die Positive Psychologie bietet zwei wesentliche Vorteile für alle, die an Depressionen leiden oder dazu neigen. Der Ansatz der Positiven Psychologie konzentriert sich vorwiegend auf Praktiken, die das Wohlbefinden steigern. Wer lieber etwas tun möchte, um sich besser zu fühlen, statt unaufhörlich in den Ursachen des Unwohlseins zu stochern, wird hiermit eine Linderung empfinden. Außerdem wirken die Techniken auf natürliche Weise antidepressiv, was all jene ansprechen wird, die auf Medikamente lieber verzichten möchten.

Meine erste Begegnung mit der Positiven Psychologie hatte ich als Produzentin einer Radiosendung der BBC über die Wissenschaft vom Glück. Das war Mitte der 1990er-Jahre, bevor sich daraus ein neuer Bereich der Psychologie entwickelte. Es war faszinierend, zu entdecken, dass die Merkmale des Wohlbefindens mit derselben wissenschaftlichen Methode erforscht wurden, mit der man zuvor geistige Störungen und Krankheiten ergründet hatte. Das klang für mich logisch. Endlich gab es Belege für das, womit wir unser Glück und Wohlbefinden steigern können. Mein Interesse daran war nicht rein beruflicher Natur. Ich suchte auch nach einer Lösung für meine eigenen depressiven Episoden. In meiner Kindheit hatte mich der plötzliche Tod meines Vaters traumatisiert, was mich als Erwachsene anfällig für Depressionen machte, besonders in Phasen der Veränderung und Unsicherheit in meinem Leben. Ich fragte mich, was die Wissenschaft vom Glück jemandem wie mir bieten könnte.

Ich las mir die Studien durch und probierte die in diesem Buch behandelten Techniken aus. Und sie funktionierten! Die Wirkung setzte allmählich ein, wie ein gedimmtes Licht, das immer heller wird, aber das machte sie nicht weniger stark. Seitdem hatte ich keine depressive Episode mehr. Manchmal fühle ich mich niedergeschlagen, aber das ist ein normaler Aspekt des menschlichen Lebens.

Ich hatte nicht nur den Schlüssel zu meiner Genesung gefunden, sondern auch meine neue Berufung: Ich wollte Menschen dabei helfen, glücklich zu werden. Der Mitbegründer der Positiven Psychologie, Prof. Martin Seligman, richtete einen Master-Lehrgang in Psychologie (MAPP) an der Universität von Pennsylvania ein, um die weltweit ersten Positiven Psychologen auszubilden: »Therapeuten, deren Methoden die Welt zu einem glücklicheren Ort machen werden, ähnlich wie die klinischen Psychologen die Welt unglücklicher gemacht haben.«[1] Ich absolvierte den MAPP-Lehrgang an der Universität von East London und gehörte zu den ersten praktizierenden Positiven Psychologen in Europa. Ich arbeite noch immer als Coach und helfe Menschen dabei, sich gut zu fühlen, ihr Leben zu meistern und aufzublühen. Darüber hinaus halte ich Vorträge für die nächste Generation von Positiven Psychologen und bringe Fachleuten wie Ärzten oder Therapeuten die Grundlagen und Methoden bei.

In den ersten Jahren war die Positive Psychologie als die »Wissenschaft vom Glück« bekannt und erlangte große Beliebtheit. Glück war der neue Reichtum, und das Symbol, das damit am häufigsten assoziiert wurde, war der gelbe Smiley. Dann kamen die Gegenreaktionen und die Positive Psychologie wurde als »Happyologie« abgetan, die angeblich eine »Tyrannei des Positiven« förderte. Ich fühlte mich genötigt, eine Botschafterin des Glücks zu sein. Dabei war ich eine Positive Psychologin, die in der Vergangenheit unter Depressionen gelitten hatte. Mittlerweile hat sich der Forschungsbereich vergrößert und beschäftigt sich vor allem mit Resilienz – dem konstruktiven Bewältigen von Widrigkeiten. Wir erleben eine »zweiten Welle« der Positiven Psychologie, symbolisiert durch das Yin und Yang. Es stellt dar, wie unser Wohlbefinden ein komplexes Zusammenspiel aus der Dynamik des Positiven und des Negativen, aus Licht und Schatten ist. Dieser Ansatz erscheint mir viel einfühlsamer und nuancierter auf das menschliche Dasein zugeschnitten zu sein. Er zeigt, wie Freude und Traurigkeit nebeneinander existieren können: Das Positive kann auch negative Aspekte haben und das Negative kann auch Lichtblicke enthalten. Um langfristig gesund zu bleiben, ist es besser, sich der dunklen Seite des Menschseins zu stellen, statt sie zu verdrängen. Das Gute ist, dass schwere Zeiten auch eine Chance zum persönlichen Wachstum bieten, was das Thema meines nächsten Buchs war: *What Is Post-Traumatic Growth?*[2]

Ich wollte Menschen schon immer auf der Basis von wissenschaftlich erforschten Strategien helfen, da sie auch mir geholfen hatten. Heute weiß ich, dass ich schon, bevor es den Begriff gab, eine Positive Psychologin der zweiten Welle war.

Die erste Auflage der englischen Ausgabe aus dem Jahr 2012 bot ganz neue Wege zur Behandlung von Depressionen. Es bedeutet mir viel, wenn ich von Lesern höre, dass ihnen das Buch geholfen hat, oder wenn Therapeuten mir berichten, dass sie damit arbeiten. Viele der beschriebenen Praktiken, etwa die Achtsamkeit, sind mittlerweile fest etabliert und einem breiten Publikum bekannt. Eine Studie zur Bibliotherapie (Bücher als Therapie) der Universität Sheffield Hallam erbrachte sogar Beweise dafür, dass dieses Buch, neben Prof. Paul Gilberts Werk *Depressionen verstehen und bewältigen*, das auf CBT (kognitiver Verhaltenstherapie) basiert, die Symptome der Depression abschwächt und das Wohlbefinden steigert. (Im Zeitraum von acht Wochen wurde pro Woche ein Kapitel gelesen).[3] Es ist schön, die

Bestätigung zu erhalten, dass dieser Ansatz wirklich funktioniert und dass Bücher tatsächlich zur Selbsthilfe taugen.

Für die vorliegende zweite Auflage habe ich einige Änderungen vorgenommen, um zu zeigen, wie sich die Disziplin und meine eigene Praxis als Positive Psychologin weiterentwickelt haben. Ich habe auch neue Studien berücksichtigt, vor allem aus der Neurowissenschaft. So verbreitet die Depression auch ist, sie ist für jeden Betroffenen eine andere Erfahrung, die individuell behandelt werden muss. Die unterschiedlichen Kapitel stellen daher verschiedenste Strategien vor.

Eine alte Sage der amerikanischen Ureinwohner fasst die Essenz der Positiven Psychologie gut zusammen: In der Geschichte von den zwei Wölfen erklärt ein alter Mann seinem Enkel das Leben. Er sagt: »In jedem von uns herrscht ein Kampf zwischen zwei Wölfen. Ein Wolf ist böse – er ist die Wut, der Neid, der Kummer und die Reue. Der andere Wolf ist gut – er ist die Freude, der Frieden, die Liebe, die Hoffnung, die Gelassenheit, die Güte, das Mitgefühl und das Vertrauen.« Der Enkel denkt kurz darüber nach und fragt dann: »Welcher Wolf gewinnt?« Der Großvater antwortet nur: »Der Wolf, den du fütterst.« Die Positive Psychologie funktioniert, indem man sich auf die Steigerung des eigenen Wohlbefindens konzentriert – und somit den guten Wolf füttert.

Dieses Buch verbindet das Wissen und die Techniken aus meiner Praxis als Positive Psychologin und Coach mit meinen persönlichen Erkenntnissen, da ich mein halbes Leben auf der Flucht vor dem »Schwarzen Hund« (einem Symbol für Depression, das im britischen Volksglauben Unheil versinnbildlicht) war. Mittlerweile fühle ich mich nur noch selten niedergeschlagen. Und wenn doch, erhole ich mich wieder schnell davon. Ich habe meine Fähigkeit, glücklich zu sein, entwickelt, und mich gegen Depressionen gewappnet. Ich hoffe, dass dieser Ansatz auch bei Ihnen funktioniert.

Miriam

www.positivepsychologytraining.co.uk

Kapitel 1: Ein positiver Umgang mit Depressionen

Wenn Sie vermuten, unter Depressionen zu leiden, sind Sie nicht allein. Im 21. Jahrhundert ist die Depression eine Volkskrankheit. Auf der ganzen Welt leiden über 300 Millionen Menschen daran. Depressionen sind die häufigste Krankheitsursache. In den Industrieländern erlebt jeder zweite Erwachsene im Laufe seines Lebens eine depressive Episode, was wiederum das Risiko weiterer Episoden erhöht. Depressionen können in jedem Alter auftreten, nicht mehr nur bei älteren Menschen. Die erste depressive Episode tritt mittlerweile im Schnitt im frühen Jugendalter auf.

Der Zeitgeist macht uns anfällig für Depressionen. In der westlichen Gesellschaft wird so viel Wert auf das Glücklichsein gelegt, während immer mehr Menschen an Depressionen erkranken. Wenn wir glauben, dass wir ständig glücklich sein müssen, und wir uns für negative Gefühle schämen, können Probleme entstehen. Traurigkeit wird nicht mehr als angemessene Reaktion auf belastende Erfahrungen angesehen, sondern als Zeichen dafür, dass etwas nicht stimmt. Man steht unter dem gesellschaftlichen Druck, immer glücklich zu sein. Das Paradoxe daran ist, dass dieser Druck, nicht depressiv zu werden, das Risiko depressiver Symptome steigert.

Woran erkennt man eine Depression?

Es ist normal, dass man sich nach Verlusten, Trennungen, Enttäuschungen oder Misserfolgen, etwa in der Beziehung oder im Job, traurig oder niedergeschlagen fühlt. Mit der Zeit wird dieses Gefühl vergehen. Depressionen sind eine andere Art der Traurigkeit. Bei einer Depression fühlt man sich dauerhaft hoffnungslos, hilflos und wertlos. Das kann Wochen, Monate oder Jahre dauern und den Alltag, die Stimmung und den Umgang mit anderen beeinträchtigen. Die Welt erscheint grau und bedrückend. Der Geist ist getrübt und man erkennt im Leben keinen Sinn mehr. Es ist, als falle man in ein tiefes Loch, das jede Freude aus einem heraussaugt, sodass man kaum noch funktionsfähig ist.

Woran können Sie feststellen, ob Sie unter Depressionen leiden? Vielleicht fühlen Sie sich schon seit längerer Zeit traurig, ängstlich, überfordert oder pessimistisch. Vielleicht haben Sie das Interesse an Ihren Hobbys verloren. Möglicherweise fühlen Sie sich körperlich erschöpft, teilnahmslos und oft den Tränen nah. Sie ziehen sich zurück und verschließen sich vor der Außenwelt. Vielleicht sind Sie auch verzweifelt, von negativen Gedanken überwältigt und können sich nicht vorstellen, dass die Zukunft besser wird. Jedes dieser Symptome ist ein Merkmal der Depression, weitere finden Sie auf der folgenden Liste. Es kann gut sein, dass Sie sich Ihrer Depression gar nicht bewusst sind. Vielleicht sagt Ihnen jemand, dass Sie nicht mehr so sind wie früher. Oder ein Arzt erkennt die Anzeichen und stellt eine Diagnose. Die Symptome einer Depression sind vielschichtig und nicht bei jedem Menschen gleich. Die häufigsten Symptome sind jedoch eine andauernde Niedergeschlagenheit und Freudlosigkeit. Wenn Sie sich seit mehr als zwei Wochen so fühlen und Sie dieses Gefühl belastet und im Alltag beeinträchtigt, könnte ein Arzt anhand dieser Anzeichen eine Depression diagnostizieren.

 Psychische Symptome einer Depression sind unter anderem:

- anhaltende Niedergeschlagenheit oder Traurigkeit
- kein Interesse oder keine Freude am Leben
- emotionale Verstimmung
- Gefühllosigkeit oder innere Leere
- Hoffnungslosigkeit oder Hilflosigkeit
- Nervosität oder Besorgtheit
- Gereiztheit und Ungeduld mit anderen
- geringes Selbstwertgefühl, sich nutzlos fühlen

- Konzentrationsstörungen
- fehlende Motivation
- übermäßige oder unangemessene Schuldgefühle
- Schwierigkeiten, Entscheidungen zu treffen
- das Verlangen, sich selbst zu verletzen
- wiederkehrende Gedanken an den Tod
- Selbstmordgedanken

Körperliche Symptome sind unter anderem:

- Müdigkeit, Erschöpfung, Energielosigkeit
- Weinerlichkeit
- ein gestörtes Schlafverhalten
- unerklärbare Schmerzen
- verlangsamte Bewegungen oder Sprechweise
- Rastlosigkeit/Aufgewühltheit
- Veränderungen von Appetit und Gewicht – Zunahme oder Verlust
- Vernachlässigung der eigenen Bedürfnisse
- Verdauungsprobleme
- mangelnde sexuelle Lust
- Veränderungen im weiblichen Zyklus

Soziale Symptome sind unter anderem:

- verringerte Leistungsfähigkeit im Beruf
- Probleme im Privatleben
- Vernachlässigung von Freundschaften
- Reduzierung sozialer Aktivitäten
- Vernachlässigung von Hobbys und Interessen
- Rückzug vor anderen, soziale Isolation

Wie entstehen Depressionen?

So verbreitet Depressionen auch sind, die Gründe dafür sind nicht immer leicht festzustellen. Ärzte behandeln meist nur die Symptome und nicht die Ursachen der Depression. Diese Ursachen können körperlicher Natur sein, etwa die Auswirkungen von anhaltendem Stress auf das Immunsystem, sowie Infektionen, Verletzungen und Erkrankungen des Gehirns (zum Beispiel Demenz), bis hin zu psychischen Auslösern wie Einsamkeit, Trauer, Traumata oder unerwiderte Liebe. Betroffene geben sich oft selbst die Schuld an ihren Depressionen und betrachten sie als persönliches Versagen. So eine negative Selbstsicht (»Alles ist nur meine Schuld«, »Wäre ich doch nur anders«) ist jedoch eher ein Symptom der Depression, nicht ihre Ursache.

Es gibt viele potenzielle Auslöser für Depressionen, unter anderem schwierige Lebensumstände, Probleme in der Beziehung, gesundheitliche Beschwerden und die Auswirkungen von chronischem Stress. In vielen Fällen sind die genauen Ursachen einer Depression aber unbekannt. In seinem Buch *Die Aufwärtsspirale gegen Depressionen* beschäftigt sich Alex Korb mit der Neurowissenschaft hinter der Krankheit. Ihm zufolge liegt der Auslöser im Gehirn: Der Regelkreis des Denkens (der präfrontale Kortex) und der Regelkreis des Fühlens (das limbische System) arbeiten nicht optimal zusammen. Normalerweise reguliert der »denkende« präfrontale Kortex das »fühlende« limbische System, bei einer Störung funktioniert die Kommunikation zwischen ihnen nicht mehr.

Zur Erklärung de Ursachen einer Depression und zu ihrer Behandlung gibt es zwei grundlegende Ansätze.

Das biomedizinische Modell sieht die Depression vorwiegend als chemisches Ungleichgewicht im Gehirn. Diesem Ansatz zufolge leiden Betroffene unter einem Mangel an stimmungsregulierenden Neurotransmittern, den man mit Antidepressiva auszugleichen versucht (etwa mit SSRIs – selektiven Serotonin-Wiederaufnahmehemmern). Da Depressionen innerhalb der Familie oft mehrfach auftreten, wird bei diesem Ansatz auch eine genetische Veranlagung vermutet.

Das zweite Modell legt den Schwerpunkt auf die psychosozialen Faktoren, die zu Depressionen beitragen. Dazu gehören anhaltende Stresssituationen, wie etwa eine zerrüttete Beziehung oder ein übermäßig fordernder Beruf. Negative Erlebnisse, etwa der Verlust des Jobs, oder traumatische Erfahrungen wie sexueller, körperlicher und emotionaler Missbrauch sind ebenfalls häufige Auslöser für Depressionen. Die Behandlung stützt sich meist auf Gesprächstherapien, zum Beispiel in Form der kognitiven Verhaltenstherapie (KVT).

Die Risikofaktoren für Depressionen werden meist in drei Kategorien unterteilt: prädisponierende, auslösende und aufrechterhaltende Bedingungen.

Prädisponierende Bedingungen sind jene bereits existierenden Faktoren im Leben, die das Risiko, an einer Depression zu erkranken, steigern. Zu ihnen gehören der persönliche und familiäre Hintergrund, die genetische Veranlagung, Kindheit und Erziehung, das kulturelle Umfeld, Gesundheit, Ernährung und andere Faktoren.

Auslösende Bedingungen sind die psychischen und körperlichen Faktoren, die eine Depression letztlich auslösen können, unter anderem Stress, Krankheit oder ein traumatisches Erlebnis.

Aufrechterhaltende Bedingungen sind jene Faktoren, die eine bestehende Depression fördern können. Dazu gehören Schlafmangel oder Alkoholmissbrauch.

Einige der häufigsten Faktoren, die uns für Depressionen anfällig machen, sind unter anderem:

belastende Erfahrungen: Um ein traumatisches Erlebnis (etwa einen Todesfall oder das Ende einer wichtigen Beziehung) zu verarbeiten, braucht es Zeit. Wer sich dabei keine Unterstützung holt, steigert das Risiko, an Depressionen zu erkranken.

körperliche Erkrankungen: Wer unter einer chronischen oder schweren Krankheit leidet, hat ein höheres Risiko, an Depressionen zu erkranken.

Persönlichkeit: Bestimmte Eigenschaften können jemanden anfälliger für Depressionen machen: übermäßige Selbstkritik, Perfektionismus, Pessimismus, ständige Besorgtheit, eine starre Denkweise oder ein Mangel an Selbstbewusstsein.

familiärer Hintergrund: Wenn Ihre Eltern unter Depressionen litten, haben Sie ein höheres Risiko, ebenfalls daran zu erkranken. Manche Gene steigern die Wahrscheinlichkeit, nach belastenden Erlebnissen depressiv zu werden.

Isolation: Wer kaum Kontakt zu Menschen hat, leidet eher unter Einsamkeit und Depressionen, besonders im Alter.

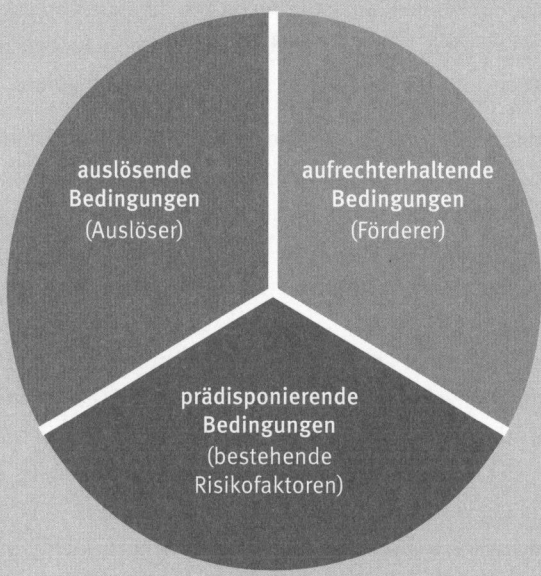

Die Risikofaktoren für Depressionen

auslösende Bedingungen (Auslöser)

aufrechterhaltende Bedingungen (Förderer)

prädisponierende Bedingungen (bestehende Risikofaktoren)

Alkohol und Drogen: Viele Menschen greifen bei Problemen zu Alkohol und Drogen, aber der Missbrauch dieser Substanzen kann selbst Auslöser für Depressionen sein.

Geschlecht: Bei Frauen werden doppelt so häufig Depressionen diagnostiziert wie bei Männern. Hormonelle Schwankungen, bedingt durch Menstruation, Schwangerschaft, die Zeit vor den Wechseljahren (von Mitte 30 bis Ende 40) und die Wechseljahre (Anfang 50), steigern das Risiko. Andere Auslöser sind unter anderem Unfruchtbarkeit und Kinderlosigkeit bei Frauen mit Kinderwunsch. Depressive Männer haben dafür ein höheres Selbstmordrisiko, da es ihnen oft schwerer fällt, sich ihre Schwächen einzugestehen und sich Hilfe zu holen.

Arten von Depressionen

Depressionen können chronisch oder schubweise auftreten und unterschiedlich stark ausgeprägt sein. Alle der hier erwähnten Formen der Depression können durch die Techniken der Positiven Psychologie vermindert werden. Falls Sie vermuten, unter Depressionen zu leiden, sollten Sie aber auch unbedingt medizinischen Rat einholen:

- **subklinische Depression:** Einige Symptome sind vorhanden, aber nicht genügend, um eine Diagnose zu stellen. In diesem Stadium ist die Behandlung mehr Vorbeugung als Heilung. Die Methoden der Positiven Psychologie, etwa jene in diesem Buch, werden Sie widerstandsfähiger machen und vor einer Verschlimmerung der Symptome schützen.
- **leichte Depression:** Es gibt genügend Symptome für eine Diagnose, aber nur geringe funktionelle Einschränkungen. Die Behandlung ist auf Selbsthilfe ausgerichtet und beinhaltet vielleicht auch Veränderungen der Lebensgewohnheiten, etwa mehr Bewegung oder die Anwendung von Techniken wie jene in diesem Buch.
- **mittelschwere Depression:** Hier bestehen noch mehr Symptome, die sich auch merklich auf den Alltag der Betroffenen auswirken. Die Behandlung konzentriert sich meist auf Therapien wie psychologische Beratung, kognitive Verhaltenstherapie (KVT) oder Grup-

pentherapie. Auch Strategien zur Selbsthilfe, wie jene in diesem Buch, gehören dazu.

- **schwere Depression:** auch klinische Depression genannt. Sie führt zu starken Beeinträchtigungen im Alltag. Ein normales Leben ist kaum mehr möglich. Bei dieser Form besteht die Behandlung meist aus Antidepressiva, oft in Kombination mit den oben genannten Methoden. Wenn Sie glauben, an dieser Form der Depression zu leiden, sollten Sie unbedingt einen Arzt aufsuchen.

- **bipolare Störung:** Früher auch manisch-depressive Störung genannt. Bei dieser Erkrankung treten Phasen der gesteigerten Stimmung (Hypomanie) im Wechsel mit häufigeren, extremen Tiefs auf. Die Zyklothymie ist eine schwächere Form der bipolaren Störung.

- **anhaltende depressive Verstimmung:** Diese schwächere Form der Erkrankung, die jahrelang anhalten kann, nennt man auch Dysthymie oder chronische Depression.

- **postpartale Depression:** Sie kann nach einer Geburt auftreten, ausgelöst durch die hormonellen und körperlichen Veränderungen und durch das Gefühl der Verantwortung für ein neues Leben.

- **saisonal-affektive Störung:** Die sogenannte »Winterdepression« ist eine jahreszeitlich bedingte Form der Depression. Der Mangel an Tageslicht in der dunklen Jahreszeit schlägt sich auf die Stimmung nieder.

Die Abwärtsspirale

Depressionen beschreibt man oft als eine »Abwärtsspirale«, bei der sich Gedanken, Gefühle und Verhaltensweisen gegenseitig verstärken. Vielleicht kommen Ihnen einige der Abwärtsspiralen in der folgenden Liste bekannt vor.

- **Die Gedanken-/Gefühlsspirale:** Negative Gedanken haben Sie im Griff und Sie fühlen sich immer schlechter. Dadurch werden Sie noch pessimistischer, was die Stimmung weiter senkt.

- **Die soziale Spirale:** Sie fühlen sich schlecht und verlassen daher nur selten das Haus. So haben Sie wenig Ablenkung von Ihrer trüben Stimmung und die Wahrscheinlichkeit sinkt, dass Sie um Hilfe bitten. Ihre Stimmung verschlechtert sich weiter.
- **Die körperliche Spirale:** Sie fühlen sich erschöpft und haben Schmerzen. Das schlägt auf Ihre Stimmung. Sie haben keine Energie, um sich zu bewegen und so Ihre Endorphinausschüttung anzukurbeln, was Ihre Stimmung weiter senkt.
- **Die pessimistische Spirale:** Sie rechnen mit dem Schlimmsten. Darum glauben Sie auch, dass Sie Ihre Situation durch nichts verbessern könnten. Sie geben auf und fühlen sich hilflos und verzweifelt. Das ist der Kreislauf der »erlernten Hilflosigkeit«, die Depressionen fördert (mehr dazu in Kapitel 7, »Optimistisch werden«, S. 102).

Was ist Positive Psychologie und wie hilft sie bei Depressionen?

Die Positive Psychologie ist ein Forschungsbereich, der seit dem späten 20. Jahrhundert die positiven Aspekte des menschlichen Daseins erforscht. Ihr Mitbegründer, Prof. Martin Seligman, bezeichnet sie als das »wissenschaftliche Erforschen des optimalen menschlichen Funktionierens«, aber weithin bekannt ist sie auch als die Wissenschaft vom Glück, des Wohlbefindens, der Resilienz, der Stärken, des Aufblühens, der positiven Gefühle und des Optimismus. Beide Bezeichnungen vermitteln einen guten Eindruck der Kernthemen dieses Forschungsbereichs. Mittlerweile hat sich die Positive Psychologie zu einer angewandten Wissenschaft entwickelt. Ihr Ziel ist es, das Wohlbefinden von Einzelpersonen, Familien, Schulen, Unternehmen, Gemeinschaften und Nationen zu verstärken. Sie soll Menschen auf dem depressiven Spektrum in ihrer psychischen Gesundheit weiterbringen, damit sie aufblühen können. »Aufblühen« bedeutet in diesem Kontext das Entwickeln eines starken emotionalen, psychischen und sozialen Wohlbefindens.

In jedem Bereich der Psychologie ist man um positive Ergebnisse bemüht, aber der Weg dorthin ist in der Positiven Psychologie ein ganz anderer. In der normalen Psychologie geht es vorwiegend um das Vermindern psychischer Störungen, zum Beispiel durch die Reduktion von Stress und Ängsten. Die Positive Psychologie versucht jedoch, die geistige Gesundheit direkt zu verbessern und Glück, Sinn und Zufriedenheit im Leben zu steigern. Dabei wird indirekt auch das negative Funktionieren verringert.

Das Spektrum der psychischen Gesundheit

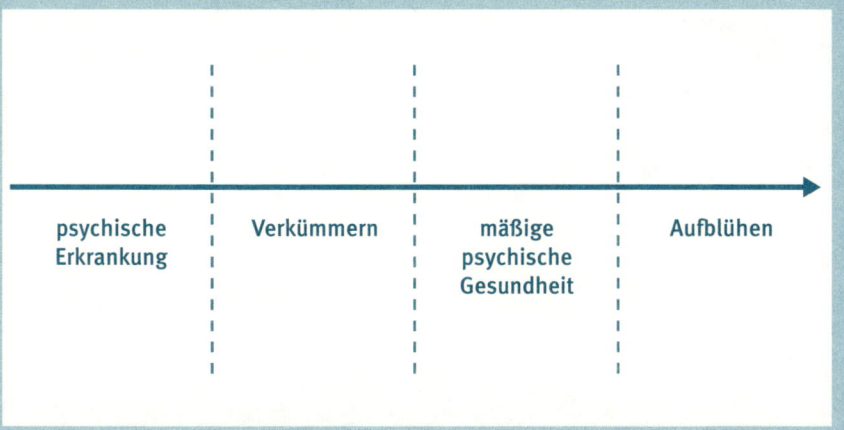

| psychische Erkrankung | Verkümmern | mäßige psychische Gesundheit | Aufblühen |

Das Gesundheits-Krankheits-Modell

KRANKHEITSMODELL

GESUNDHEITSMODELL

-10 – – – – – – – – – – – **0** – – – – – – – – – – – **10**

die größten Probleme lösen	das Beste aus dem Leben machen
Fokus auf Schwächen	Fokus auf Stärken
Krankheit heilen	das Wohlbefinden fördern
der Unzufriedenheit entkommen	das Glücksgefühl verstärken
Defizite ausgleichen	Kompetenzen entwickeln
Schmerzen vermeiden	Freude entdecken
Null als Obergrenze	keine Obergrenze

Die Positive Psychologie orientiert sich am Gesundheitsmodell (der Plus-Skala), in der normalen Psychologie und Psychiatrie arbeitet man mit dem Krankheitsmodell (der Minus-Skala). Ziel des Krankheitsmodells ist es, den Betroffenen von minus (–) auf null (0) – das Fehlen von Krankheit – zu bringen. Aber keine psychische Krankheit zu haben, heißt jedoch noch nicht, dass man sich wohlfühlt. Darum möchte die Positive Psychologie über die Null hinaus in den Plus-Bereich (+) gehen, der von positiven Gefühlen, Sinn und anderen Formen des Wohlbefindens charakterisiert wird.

Die Interventionen der Positiven Psychologie zielen darauf ab, positive Gefühle, positives Wahrnehmen und positive Verhaltensweisen zu verstärken. Viele dieser Techniken basieren auf gesundem Menschenverstand. Dankbarkeit etwa – zufrieden sein mit dem, was man hat. Mittlerweile wurden diese Strategien wissenschaftlich bestätigt und man weiß, dass sie funktionieren. Man kann sie daher als evidenzbasiert bezeichnen. Studien belegen einen großen Vorteil solcher Strategien: Sie machen Menschen nicht nur allgemein glücklicher, sondern vermindern auch die spezifischen Symptome der Depression. Sie funktionieren auf beiden Ebenen – sie steigern das Wohlbefinden und stellen es wieder her. Dieser positive Ansatz ist wegweisend für einen neuen Umgang mit Depressionen.

Die Behandlung besteht in der Positiven Psychologie vorwiegend aus Coaching, einer handlungsorientierten Art von Verhaltensmentoring. Dieses Coaching ist ein wissenschaftlicher Ansatz, der den Klienten dabei hilft, ihr Wohlbefinden zu steigern, ihre Stärken zu fördern und einzusetzen, ihre Leistung zu verbessern und wichtige Ziele zu erreichen.[4] Es unterscheidet sich deutlich von den Beratungsgesprächen der Psychotherapie.

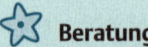 **Beratung**

- Schwerpunkt auf der Vergangenheit
- »Was läuft falsch?«
- Verstehen von Gefühlen
- Beschäftigt sich mit Leid und Problemen
- Aufarbeiten der Vergangenheit

Coaching

- Schwerpunkt auf der Zukunft
- »Wie sollte es sein?«
- Verhaltensmentoring
- Setzen von Zielen
- Weiterentwicklung

Das Beratungsgespräch gehört zu den Therapien, die dabei helfen, das Unwohlsein und seine Ursachen emotional zu verstehen und durch das Ausdrücken dieser Gefühle zu mindern. Im 20. Jahrhundert etablierte sich die Psychotherapie als erste Wahl bei der Behandlung von Depressionen. Sie basierte auf der gewagten (aber weitgehend unerprobten) Aussage, dass es helfe, über seine Probleme zu reden.[5] Zweifellos kann das Gespräch mit einem Therapeuten vielen Menschen nützliche Einsichten vermitteln. Für viele andere kann es die Symptome jedoch verschlimmern.[6] Auch bei mir war Letzteres der Fall. Das wiederholte Durchleben meiner traumatischen Erfahrungen in der Therapie hielt meinen Schmerz aufrecht, sodass ich ihn nicht überwinden konnte. Studien deuten darauf hin, dass positive Veränderungen durch eine Therapie eher aufgrund der Verbindung zum Therapeuten entstehen als durch die Therapie selbst.[7]

Dem therapeutischen Prozess fehlte der Schwerpunkt auf einem ganzheitlichen Wohlbefinden. Zum Glück findet jedoch ein Umdenken statt. Einer der neuen Ansätze ist die »Positive Psychotherapie« (PPT), entwickelt von führenden Wissenschaftlern auf dem Gebiet. Sie kombiniert Psychotherapie mit den Interventionen der Positiven Psychologie. Einer der Pioniere der Positiven Psychologie (neben Prof. Martin Seligman) ist Tayyab Rashid. Ihm zufolge hilft der Fokus auf positive Ressourcen am meisten, wenn es den Klienten gerade schlecht geht, und nicht, wenn ihr Leben problemlos verläuft. In der positiven Psychotherapie lernt man, die eigenen Stärken zu mobilisieren, statt sich auf die Schwächen zu versteifen. Die Stärken setzt man dann ein, um das eigene Leben zu verbessern. Therapiethemen sind unter anderem: positive Gefühle, Dankbarkeit, Genießen, Stärken, Sinn und Beziehungen. (Diese Themen werden auch in diesem Buch behandelt.)

Der Grundgedanke dieser und anderer Formen der positiven Therapie ist die Stärkung des Wohlbefindens und die Entwicklung der eigenen positiven Ressourcen, was oft ganz automatisch viele Auslöser der Depression (etwa Pessimismus oder geringes Selbstbewusstsein) mindert oder neutralisiert.

In meiner Praxis als Positive Psychologin habe ich im Laufe der Jahre oft erlebt, dass diese Strategien im Coaching wie auch in der Gruppentherapie erfolgreich sind. Besonders eingeprägt hat sich mir ein Erlebnis, als ich ein Pilotprojekt für Jugendliche mit Alkoholproblemen entwickelte (»The Happiness Zones«).[8] Die Jugendlichen konsumierten regelmäßig Alkohol, um Stress zu bewältigen, um ihren Sorgen zu entfliehen und um sich kurzfristig besser zu fühlen. Ihnen fehlte es an Stabilität – die meisten hatten keinen dauerhaften Wohnsitz, keinen Kontakt zu ihrer Familie und lebten in Heimen oder bei Freunden. Sie hatten weitreichende Probleme – es fehlte ihnen an Geld und Bildung, sie waren mit Gewalt, Drogen, Missbrauch und Kriminalität konfrontiert worden, hatten gesundheitliche Probleme oder kamen aus zerrütteten Familien. Viele hatten die Schule abgebrochen, eines der Mädchen war schwanger. Alle befanden sich ganz weit auf der Minus-Skala (siehe Abb, S. 28). Keiner von ihnen glaubte an eine bessere Zukunft.

Nach dem konventionellen »Krankheitsmodell« hätte man sich in der Therapie auf den Alkoholmissbrauch konzentriert. Hier wurde das Thema Alkohol in den Hintergrund gestellt und in nur einer von acht Therapiesitzungen direkt angesprochen. Stattdessen widmete sich das

Projekt dem Wohlbefinden und bot Sitzungen zu den Themen Glück, positive Gefühle, Optimismus, Resilienz, Meditation, Stärken, positive Beziehungen, Zielsetzung und die Verbindung zwischen Körper und Geist.

Dieser Ansatz stellte sich als äußerst erfolgreich heraus. Innerhalb von Wochen fühlten sich die Jugendlichen besser. Und die positiven Veränderungen in ihrem Inneren manifestierten sich auch im Außen. Die meisten der Teilnehmer gingen wieder zur Schule. Viele fanden einen Job oder ein neues Zuhause. Beziehungen wurden repariert. Statt des üblichen Chaos kehrten Beständigkeit und eine merklich verstärkte Lebensfreude ein. Ein Wandel hatte stattgefunden. Besonders vielversprechend an diesem Ansatz war, dass sich der Alkoholkonsum stark reduziert hatte. Einige der Teilnehmer hörten sogar ganz mit dem Trinken auf. Und das, obwohl das Thema Alkohol nur Nebensache war.

Die »Happiness Zones« wurden von der britischen Akademie der Sozialwissenschaften als bewährte Methode für psychisches Wohlbefinden eingestuft.[9] Seitdem verwende ich die »Glückszonen« als Grundlage für einige andere Programme der Positiven Psychologie, die ich für verschiedene Gruppen entwickelt habe. Und was wurde aus dem schwangeren Mädchen? Sein Betreuer sagte, dass es sich kaum traute, auf etwas Positives zu hoffen, weil es so große Angst vor einem weiteren Rückschlag hatte. Dieses Mädchen ist mittlerweile Mutter einer wundervollen Tochter mit dem Namen Faith (»Glaube«).

Helfen Sie sich selbst

Wenn Sie depressionsgefährdet sind oder bereits an Depressionen leiden, bietet Ihnen die Positive Psychologie erprobte Praktiken, die helfen, Depressionen vorzubeugen oder den Heilungsprozess zu unterstützen. Auf diese Strategien können Sie zurückgreifen, um sich besser gegen Depressionen zu wappnen – so wie Sie einen warmen Pullover anziehen können, um sich vor Kälte zu schützen. Bei leichten bis mittelschweren Depressionen sind diese Strategien einfacher anzuwenden, aber sie sind in jeder Phase der Genesung nützlich. Die Positive

Psychotherapie (PPT) wurde auch schon bei schwer depressiven Menschen neben traditionellen Methoden zur Behandlung eingesetzt. Sie minderte die Symptome der Depression und brachte mehr Besserung als Medikamente allein oder die herkömmliche Behandlung allein.[10]

Am wichtigsten ist dabei das Üben. Die Neurowissenschaft hat uns gezeigt, dass das Gehirn eine hohe Neuroplastizität aufweist – das heißt, es ist sehr formbar und die Neuronen können sich mit der Zeit neu vernetzen. Das Gehirn wird durch Erfahrungen geformt, kann durch Training aber verändert werden. Je öfter man eine bestimmte Technik übt, desto mehr Verbindungen werden im Gehirn gebildet und verstärkt. Schon kleine Schritte führen zu positiven neuronalen Veränderungen und haben einen kumulativen Effekt. Das Praktizieren von Dankbarkeit etwa (mehr dazu in Kapitel 4: Dankbarkeit pflegen, S. 59) reguliert die Serotoninausschüttung, was die Stimmung hebt. Die bessere Stimmung motiviert dann zu weiteren positiven Handlungen. So kann man eine Aufwärtsspirale aus der Depression entwickeln.

Viele meiner Klienten finden es hilfreich, sich ihr Wohlbefinden als See oder Reservoir und sich selbst als Segler vorzustellen. Große Felsen im Wasser symbolisieren die schweren Zeiten im Leben. Ist der Wasserstand der eigenen Resilienz niedrig, steigt die Wahrscheinlichkeit, mit dem Boot an den Felsen zu zerschellen. Füllt man das Reservoir jedoch mit positiven Handlungen, positiven Gefühlen und optimistischem Denken, steigt das Wasser der Resilienz, sodass man einfach über die Felsen hinwegsegeln und sich Herausforderungen besser stellen kann. Prof. Chris Peterson, einer der führenden Positiven Psychologen, prägte den Satz: »Das Glück ist kein Zuschauersport.« Wer glücklicher werden möchte, muss die rein theoretische Neugier überwinden und sein Wissen in die Tat umsetzen. Darum ist das Lesen dieses Buchs nur ein Teil Ihres Weges. Die eigentliche Veränderung entsteht durch die Anwendung der Strategien.

Wie Sie mit diesem Buch arbeiten

Dieses Buch bietet Ihnen einen positiven Ansatz auf wissenschaftlicher Basis, mit dessen Hilfe Sie Ihre Depressionen überwinden können. Die beschriebenen Strategien wirken auf natürliche Weise antidepressiv. Im Besonderen können diese Techniken

- Ihre Stimmung verbessern,
- Depressionen vorbeugen,
- Symptome der Depression verringern,
- Restbeschwerden der schweren Depression lindern,
- Rückfälle in die Depression verhindern,
- Resilienz aufbauen,
- Glück und Wohlbefinden steigern,
- andere Formen der Behandlung ergänzen.

Sie können die Techniken als Selbsthilfe oder zusätzlich zu anderen Behandlungsmethoden anwenden. Sollten Sie Selbstmordgedanken haben, suchen Sie unbedingt ärztliche Hilfe.

Die Depression ist eine psychische Erkrankung, die unsere Gefühle, unsere Gedanken und unser Sozialleben beeinträchtigt. In den verschiedenen Kapiteln dieses Buchs werden diese Aspekte des Wohlbefindens behandelt. Probieren Sie mehrere der Strategien aus, um herauszufinden, welche bei Ihnen die größte Wirkung zeigen. Die meisten zielen darauf ab, das Positive zu verstärken. Das mag manchen vielleicht verkehrt erscheinen: Warum sollte man mit Glücksstrategien experimentieren, wenn das Problem eine Depression ist? Aber wenn Sie sich auf Aktivitäten konzentrieren, die Ihr Wohlbefinden fördern, wird auch das Wohlbefinden selbst wachsen, wie es die Wissenschaft zeigt.

Die Depression verringert Ihren Glauben an Ihre Fähigkeiten und hält Sie in einer Starre gefangen. Nun gilt es, etwas anderes auszuprobieren. Nur Sie allein können herausfinden, was Ihnen hilft. Vertrauen Sie daher Ihrem Bauchgefühl. Wenn Sie sich von einer Strategie instinktiv angesprochen fühlen, wird es Ihnen leichter fallen, sie auch längerfristig anzuwenden.

Hier noch ein paar weitere Tipps, wie Sie die Strategien der Positiven Psychologie aus diesem Buch für sich nutzen können:

Entwickeln Sie ein dynamisches Selbstbild

Haben Sie ein statisches Selbstbild *(fixed mindset)* und glauben Sie, dass sich Ihre Fähigkeiten nicht mehr verändern können? Oder haben Sie ein dynamisches Selbstbild *(growth mindset)* und glauben Sie, dass Sie sich mit etwas Mühe in fast allem noch verbessern könnten? Diese beiden Selbstbilder beeinflussen unser Entwicklungspotenzial – das sagt die Psychologieprofessorin Carol Dweck, Autorin des Buchs *Selbstbild.*[11]

Ein Mensch mit einem **statischen Selbstbild** glaubt, dass man mit bestimmten Fähigkeiten geboren wird und diese kaum verändern kann. Läuft in seinem Leben etwas schief, zum Beispiel wenn eine Beziehung zerbricht, bezeichnet sich so ein Mensch als beziehungsunfähig und verliert an Selbstwertgefühl. Ein statisches Selbstbild macht es wahrscheinlicher, dass uns Misserfolge deprimieren und wir auf sie mit Hilflosigkeit reagieren und aufgeben.

Ein Mensch mit einem **dynamischen Selbstbild** glaubt hingegen, dass man sich mit genügend Motivation, Konzentration und Einsatz in fast allem verbessern kann. Solche Menschen betrachten Misserfolge als Feedback, aus dem sie lernen können.

Das dynamische Selbstbild ist eine der Grundlagen der Positiven Psychologie – ein fester Glaube, dass wir Optimismus erlernen, unser Glück selbst schmieden und unsere Stärken ausbauen können. Dieses Selbstbild gibt uns auch mehr Verständnis, wenn wir an einer Veränderung arbeiten. Probieren Sie etwas Neues aus und wenn es nicht funktioniert, nehmen Sie das Feedback an und bleiben Sie flexibel: Versuchen Sie es erneut oder nehmen Sie sich etwas anderes vor. Das dynamische Selbstbild hilft uns dabei, aus unseren Gewohnheiten auszubrechen und etwas Neues auszuprobieren, ohne dass wir mit uns hadern, wenn es nicht sofort perfekt klappt.

Nicht zu viel auf einmal

Eine Depression erschöpft gewaltig. Betroffenen fällt es oft schwer, sich überhaupt zu etwas aufzuraffen. Darum sollte man realistische Erwartungen haben und sich jeden Tag nur eine Kleinigkeit vornehmen – zum Beispiel einkaufen gehen. Das ist schon ein kleiner Schritt in die richtige Richtung. Seien Sie nachsichtig mit sich. Sie können versuchen, sich mehr vorzunehmen, aber kritisieren Sie sich nicht, wenn Sie auf Dauer nicht mehr schaffen. Gehen Sie Schritt für Schritt vor.

Machen Sie es auf Ihre Art

Wenn Sie normalerweise ein sehr sozialer Mensch sind, nehmen Sie sich etwas vor, dass Ihnen früher Spaß gemacht hat – treffen Sie sich zum Beispiel mit einer alten Freundin. Auch die Techniken in diesem Buch können Sie nach Belieben an Ihre Präferenzen anpassen. Abwechslung macht das Leben interessant. Wenn Ihnen also eine der Techniken langweilig wird, wandeln Sie sie auf Ihre Art ein wenig ab, um Ihr Interesse daran aufrechtzuerhalten.

Zu neuen Ufern aufbrechen

Probieren Sie etwas Neues aus. Vielleicht werden Sie angenehm überrascht, wenn Sie Ihre gewohnten Pfade verlassen.

- Wenn Sie eher ein »Kopfmensch« sind, probieren Sie doch eine der Techniken für positive Gefühle aus (siehe Kapitel 3, S. 49) oder die Körperübungen im Kapitel über Vitalität (siehe Kapitel 10, S. 155).
- Wenn Sie leicht von Gefühlen überwältigt werden, arbeiten Sie mithilfe der Techniken im Kapitel über Optimismus (siehe Kapitel 7, S. 102) an Ihrer Denkweise oder lenken Sie sich mit praktischen Aktivitäten ab, wie im Kapitel über positive Entwicklung gezeigt (siehe Kapitel 12, S. 180).

Üben, üben, üben

Wie jedes Training erfordert auch das Training für Gehirn und Psyche regelmäßige Übung, um neue Gewohnheiten zu schaffen. Je öfter Sie Ihr Gehirn auf die positiven Aspekte Ihres Lebens ausrichten, desto einfacher wird es Ihnen gelingen, bis es wie von allein funktioniert.

Der Wandel von der Depression zum Glück vollzieht sich natürlich nicht in einem großen Sprung, sondern in vielen kleinen Schritten. Vergessen Sie auch nicht, dass das Glück kein dauerhafter Zustand ist. Alle extremen Gefühle, wie etwa Wonne, Euphorie und Ekstase, sind vorübergehende Erfahrungen, auch für Menschen, die keine Depressionen haben. Darum streben wir nicht nach dem temporären Kick, sondern wollen viel realistischer unser grundlegendes Wohlbefinden steigern. Also mehr von all dem machen, wodurch Sie sich ein bisschen besser fühlen. Es ist die Gesamtheit vieler kleiner positiver Handlungen, die Ihnen hilft, gesund zu werden.

Kapitel 2: Die Wissenschaft vom Glück

Nun erzähle ich Ihnen ein wenig über die Geschichte der Positiven Psychologie als Wissenschaft vom Glück und über einige der daraus entstehenden Modelle. Vielleicht können Sie dann besser verstehen, was Sie zu Ihrem persönlichen Glück brauchen. In der ersten Hälfte des 20. Jahrhunderts verfolgte die Psychologie drei wesentliche Ziele: die Heilung von psychischen Erkrankungen, die Förderung von außergewöhnlichen Begabungen und die Verbesserung der Lebensqualität. Nach dem Trauma des Zweiten Weltkriegs konzentrierte man sich jedoch nur noch auf die ersten beiden Ziele. Dadurch wurden zwar große Fortschritte bei der Linderung psychischer Erkrankungen gemacht, aber die positiven Aspekte des Lebens – Fragen wie: Was gibt dem Leben Sinn? Oder: Wie gedeiht der Mensch? – wurden in der Forschung vernachlässigt. Stattdessen sah die Psychologie die Menschen immer mehr als passive Opfer von krankhaften Trieben, Gehirnschäden oder externen Stressfaktoren an. Diese einseitige Wissenschaft wurde zur Psychologie des Negativen, die sich größtenteils auf die menschlichen Defizite konzentrierte und die den Schwächen mehr Aufmerksamkeit schenkte als den Stärken.

In den späten 1990er-Jahren entstand die Positive Psychologie als eigener Wissenschaftsbereich. Sie sollte einen Ausgleich in der Psychologie schaffen und mit wissenschaftlichen Methoden erforschen, was der Mensch braucht, um glücklich und leistungsfähig zu sein. Zu den Themen wie Wohlbefinden, Glück, positive Gefühle, Stärken, Optimismus, Hoffnung, Flow, Achtsamkeit, Liebe, Weisheit, Sinn, Mut, Kreativität, Authentizität, Motivation und Ziele wurde ausgiebig geforscht. Die Positive Psychologie basiert auf ihrer direkten Vorgängerin, der humanistischen Psychologie, die sich ebenfalls mit dem menschlichen Potenzial, mit Wachstum, Erfüllung und Selbstverwirklichung beschäftigte, statt nur zu fragen, was mit den Menschen nicht stimmt. Trotz ihres Namens beschäftigt sich die Positive Psychologie aber auch mit den negativen und problematischen Aspekten des Lebens. Es gibt sogar einen eigenen Bereich der Wissenschaft, der sich mit posttraumatischem Wachstum beschäftigt – mit den unerwarteten positiven Entwicklungen, die aus den schlimmsten Erlebnissen des Lebens entstehen können. Für alles Negative findet die Positive Psychologie Möglichkeiten, damit umzugehen. Zu ihren Forschungsbereichen gehört die Resilienz – die Fähigkeit, schwierige Phasen im Leben zu überwinden und trotz Widrigkeiten aufzublühen.

Begründet wurde dieser Bereich der Psychologie von Professor Martin Seligman, dem Autor der Bücher *Pessimisten küsst man nicht*, *Der Glücks-Faktor* und *Wie wir aufblühen*, und Professor Mihaly Csíkszentmihályi, der den Begriff »Flow« bekannt gemacht hat. Seligmans eigene Karriere spiegelte den Wandel in der Psychologie von der Erforschung des Negativen zum Positiven wider – von der »erlernten Hilflosigkeit« bis zum »erlernten Optimismus«. Das zentrale Thema der Positiven Psychologie ist die Erforschung des »subjektiven Wohlbefindens«, wie man das Glück in der Wissenschaft nennt. Es beschreibt unser persönliches Wahrnehmen unseres Wohlbefindens. Mittlerweile wissen wir viel mehr über die Anatomie des Glücks, darüber, was diesen Zustand ausmacht und wie man ihn erreicht. Wissenschaftler haben sogar Formeln dafür aufgestellt, von denen wir einige im Folgenden behandeln werden. Diese Modelle liefern Ihnen Hinweise dafür, wie Sie Ihr Wohlbefinden wiedererlangen können.

Die Glücksformel

Rund 40 Prozent Ihres Glücks unterliegen direkt Ihrer willentlichen Kontrolle und können durch frei gewählte Aktivitäten und Ihre Lebensanschauung positiv beeinflusst werden.[12] Unabhängig davon, wie viel Pech Sie im Leben haben, liegt ein großer Teil Ihres Glücks dennoch in Ihrer Hand:

G = V + L + W [13]

G ist Ihr dauerhaftes Glückslevel. Damit sind nicht vorübergehende Gefühle wie Freude gemeint, sondern Ihre grundlegende Zufriedenheit.

V ist die biologische Vererbung. Sie wird von Ihren Genen bestimmt und macht rund 50 Prozent Ihres Glücks aus. Nach bedeutenden positiven oder negativen Lebenserfahrungen kehren Sie allmählich wieder zu Ihrem Ausgangspunkt zurück.

L sind Ihre Lebensumstände. Sie machen nur etwa 10 Prozent des gesamten Glücks aus und das ist wahrscheinlich weniger, als Sie denken. Veränderungen in Ihrem Leben, etwa ein besserer Job oder ein Umzug in ein neues Haus, wirken sich also nur geringfügig auf Ihr Glück aus – obwohl wir uns oft gerade auf solche Veränderungen konzentrieren.

W ist der Anteil, der Ihrem Willen unterliegt. Er beläuft sich auf rund 40 Prozent. Das bedeutet, dass fast die Hälfte unseres Glücks durch bewusst gewählte Aktivitäten beeinflusst wird. Zu solchen Aktivitäten gehören auch die Praktiken in diesem Buch.

Glück ist ...

Martin Seligman definierte die drei wichtigsten Wege zu authentischem Glück.[14] Sie werden Ihnen dabei helfen, Ihren eigenen Weg zu finden und zu erkennen, ob und wo es Ungleichgewichte in Ihrem Leben gibt.

Vergnügen ist alles, was angenehm ist: Freude, positive Gefühle, Energie.

Engagement ist der Anteil, den Sie an Ihrem Leben nehmen – im Beruf, mit Menschen, durch Aktivitäten. Zu ihm gehört auch der »Flow« – wenn alles »wie von selbst« läuft.

Sinn ist alles, was für Sie Bedeutung hat und Ihrem Leben eine Richtung gibt.

Glück ist ...

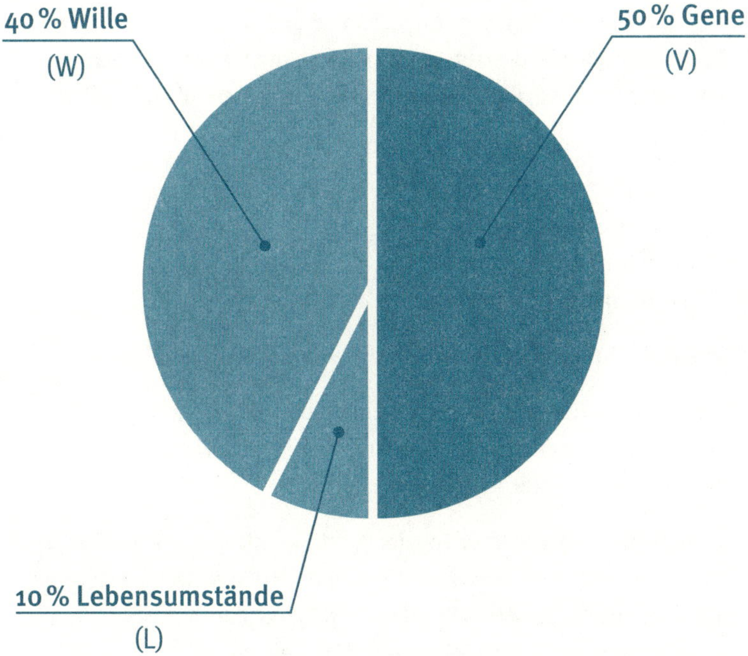

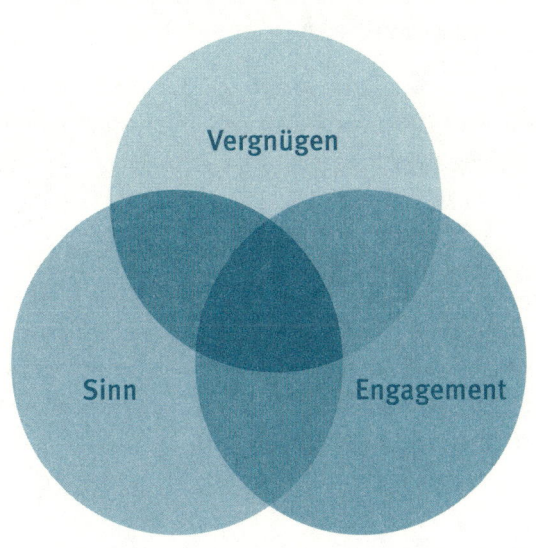

40 % Wille
(W)

50 % Gene
(V)

10 % Lebensumstände
(L)

Vergnügen

Sinn

Engagement

Die Elemente des Wohlbefindens (PERMA)[15]

Das Modell aus Vergnügen, Engagement und Sinn wurde 2011 zum »PERMA«-Modell ausgebaut, um weitere Elemente des Wohlbefindens zu integrieren. Jedes dieser Elemente wird in diesem Buch behandelt.

- positives Gefühl *(positive emotion)*
- Engagement *(engagement)*
- Beziehungen *(relationships)*
- Sinn *(meaning)*
- Zielerreichung *(accomplishment)*

SWB (subjektives Wohlbefinden) = LZ + hoher PA + niedriger NA[16]

Diese Formel für subjektives Wohlbefinden berücksichtigt, wie Sie über das Glück denken (die kognitive Seite) und wie Sie sich fühlen (die emotionale Seite).

LZ steht für »Lebenszufriedenheit«. Sind Sie mit Ihrem Leben zufrieden oder besteht eine Diskrepanz zwischen Ihrem tatsächlichen Leben und dem Leben, das Sie sich wünschen? Je größer diese Diskrepanz ist, desto geringer ist Ihre Lebenszufriedenheit.

PA (hoch) steht für »positiver Affekt« und ist die Summe all Ihrer positiven Gefühle. Dabei geht es nicht um die Intensität der Gefühle, sondern um ihre Häufigkeit.

NA (niedrig) ist der »negative Affekt«, die Summe all Ihrer negativen Gefühle. Für ein subjektives Wohlbefinden muss der positive Affekt höher als der negative Affekt sein.

Seelisches Wohlbefinden[17]

Dieses Modell des Wohlbefindens besteht aus sechs Elementen. Können Sie jedes dieser Elemente abhaken, fühlen Sie sich seelisch wohl. Sind einige der Elemente nicht oder nur unzureichend vorhanden, sind das die Bereiche, die es zu fördern gilt.

- Selbstakzeptanz – sich selbst so annehmen, wie man ist
- positive Beziehungen – eine starke Verbindung zu anderen Menschen haben
- Lebenszweck – Ziele und Aufgaben haben, die dem Leben Bedeutung geben
- persönliches Wachstum – die persönliche Entwicklung fördern
- Autonomie – eigenständig denken und handeln können
- Umweltanforderungen meistern – das Leben und das eigene Umfeld erfolgreich bewältigen

Flow[18]

Flow ist ein Zustand, in dem man engagiert und aufnahmefähig ist und so in eine interessante Aufgabe vertieft, dass man kein Zeitgefühl hat. Im Flow fühlen Sie sich völlig im Einklang mit Ihrer Aktivität und sind ganz im Moment versunken. Meist nimmt man das Wohlgefühl erst nach der eigentlichen Erfahrung wahr. Der Flow selbst ist ein neutraler Zustand. Oft sind es persönliche Interessen, die Sie in den Flow bringen. Das können kreative, sportliche, lehrreiche, berufliche oder spirituelle Tätigkeiten sein. Lesen, Tanzen, Gärtnern, Musizieren, Laufen und Kochen werden oft als Auslöser des Flows genannt. Wenn meine Coaching-Klienten nicht glauben, dass sie sich gut fühlen können, schlage ich ihnen vor, es mit einer Flow-Aktivität zu versuchen.

Selbstbestimmungstheorie[19]

Diesem Modell zufolge haben wir drei grundlegende Bedürfnisse, die erfüllt sein müssen, damit wir uns wohlfühlen.

- **Autonomie** – das Gefühl, die Kontrolle über unser Handeln zu haben
- **Kompetenz** – der Glaube an die eigenen Fähigkeiten
- **Eingebundenheit** – das Vorhandensein von engen, stabilen Beziehungen

Kurzfristiges oder dauerhaftes Glück?

Mittlerweile haben Sie bestimmt schon gemerkt, dass es mehr als eine Form des Wohlbefindens gibt und viele Wege, es zu erreichen. Prinzipiell kann man das Wohlbefinden in zwei Arten unterteilen.

- **Hedonistisches Wohlbefinden** ist die bekanntere Art des Glücks. Es ist der Wohlfühlfaktor aus Vergnügen, guter Laune und positiven Gefühlen wie Freude. Das sind die Höhepunkte des Glücks.
- **Eudämonistisches Wohlbefinden** (siehe Kapitel 12, S. 181) ist ein Oberbegriff, der das Glück aus Sinn und Lebenszweck umfasst. Dabei geht es darum, aus sich selbst das Beste zu machen, seine Stärken einzusetzen und das eigene Potenzial zu nutzen. Das ist die Grundlage der Zufriedenheit.

Gute Ausgewogenheit

Um glücklich zu sein, brauchen Sie ein gutes Gleichgewicht von Vergnügen (hedonistisches Wohlbefinden) und Lebenszweck (eudämonistisches Wohlbefinden), das Ihnen ein möglichst erfülltes Leben beschert. Das Vergnügen hat jedoch seine Tücken. Es sorgt für ein schnelles Hochgefühl, flaut aber schon bald wieder ab. Das liegt an unserer »hedonistischen Tretmühle«: Wir gewöhnen uns an alles, was uns Vergnügen bringt, und nehmen es irgendwann als selbstverständlich hin. Das senkt die Freude daran. Das zweite Essen in einem Luxusrestaurant ist nie so gut wie das erste. Das neue Auto ist nach einer Weile nichts Besonderes mehr. Engagement und Sinn sind die Wege zu einem eudämonistischen Wohlbefinden, das länger anhält und ein beständigeres Glücksgefühl bringt als die Höhen und Tiefen des hedonistischen Wohlbefindens.

Ihr Lebensdiagramm

Denken Sie nun an Ihr eigenes Leben und die Ausgewogenheit von Vergnügen, Engagement und Sinn. Legen Sie einen Zeitraum fest, zum Beispiel die letzten 24 Stunden oder die vergangene Woche. Wie haben Sie Ihre Zeit verbracht? Erinnern Sie sich an Ihre Aktivitäten und schreiben Sie diese in die linke Spalte der Tabelle. Überlegen Sie dann, in welche Kategorie (falls zutreffend) sie fallen – Vergnügen, Engagement (Flow) oder Sinn. Stellen Sie sich die folgenden Fragen:

- Sind die drei Kategorien ausgewogen?
- Sind Sie mit dieser Aufteilung zufrieden?
- Wünschen Sie sich mehr, weniger oder die gleiche Zeit für Vergnügen, Engagement oder Sinn?
- Was können Sie tun, um eine bessere Ausgewogenheit zu erzielen?

Diese Analyse gibt Ihnen Aufschluss über Ihre Ausgewogenheit, ob Sie eher zum kurzfristigen Kick des hedonistischen Wohlbefindens (Vergnügen) oder zur tieferen Erfüllung des eudämonistischen Wohlbefindens (Engagement und Sinn) neigen.

Lebensdiagramm

Aktivität	Art des Glücks			
	Vergnügen	Engagement (Flow)	Sinn	nichts davon

Fakten und Mythen über das Glück

Ständig erscheinen neue Studien zur Wissenschaft vom Glück. Darum möchte ich mit einigen weitverbreiteten Mythen aufräumen, die uns in unserem Streben nach Zufriedenheit behindern. Was macht uns also wirklich glücklich und was ist nur heiße Luft?

Was macht glücklich?

Macht glücklich?	Tatsache	Mythos
Geld		Hat man genügend Geld für die Grundbedürfnisse, macht weiteres Geld nicht glücklicher.
Liebe und Beziehungen	Verbindungen zu anderen Menschen und ein aktives Sozialleben machen glücklich.	
Bildung		Das Bildungsniveau trägt wenig zum Glück bei, eröffnet aber Möglichkeiten.
Arbeit	Interessante Aufgaben und Zufriedenheit im Job sind wichtig.	
Jugend		Das Glück wird im Alter nicht geringer. Zwischen 40 und Anfang 50 kann es ein Tief geben, im Alter steigt das Glück jedoch wieder an.
körperliches Wohlbefinden	Schlaf, Bewegung und Ernährung wirken sich auf Ihre Stimmung aus.	
Schönheit		Gutes Aussehen ist kein Garant für größeres Glück.
Spiritualität	Spirituelle Praktiken können Ihr Leben bereichern.	
sonniges Klima		Sonne und Wärme haben nur einen geringen Einfluss auf das Glück.
Gesundheit	Wie Sie Ihren Gesundheitszustand (subjektiv) wahrnehmen, hat Auswirkungen, ...	... aber Ihr tatsächlicher (objektiver) Zustand hat kaum Einfluss auf Ihr Glück (außer im Falle ernster Erkrankungen).
Kinder	Kinder geben Ihrem Leben einen Sinn (eudämonistisches Wohlbefinden) ...	... sorgen aber für ein geringeres hedonistisches Wohlbefinden, besonders, wenn die Kinder im Kleinkind- und Jugendalter sind.

Das Paradox des Glücks

Das Glück ist ein erstrebenswertes Ziel (und in der Verfassung der USA ist das Streben nach Glück als unveräußerliches Recht verankert), aber der Weg dorthin ist unberechenbar. Meiner Erfahrung nach bringt es nicht viel, sich das Glück selbst zum Ziel zu setzen. Dazu ist es viel zu flüchtig. Frei nach John Lennon: Das Glück geschieht, während man gerade andere Pläne macht. Am besten betrachtet man das Glück als einen Nebeneffekt von Versuchen, das eigene Wohlbefinden zu steigern. Setzt man sich unter Druck, glücklich sein zu müssen, führt das nur zu noch mehr Stress. Wer sich das Glück zum Ziel macht, hat wahrscheinlich unrealistisch hohe Erwartungen und ist enttäuscht, wenn er diese nicht erfüllen kann.[20] Stattdessen sollte man sich kleine Ziele vornehmen – zum Beispiel ein Gefühl der Zufriedenheit statt vollkommener Glückseligkeit. Viele der Modelle der Positiven Psychologie zeigen, dass zum Glück mehr gehört, als sich gut zu fühlen. Genießen Sie die schönen Momente, wie sie kommen – aber fragen Sie sich dabei nicht, ob Sie sich glücklicher fühlen oder nicht. Arbeiten Sie ungezwungen an Ihrem Wohlbefinden und denken Sie daran, dass jedes Hochgefühl vergänglich ist. Genießen Sie es, wenn es da ist, aber klammern Sie sich nicht daran. Nicht vergessen: Das Streben nach Glück ist viel umfassender als das Streben nach Vergnügen. Es gibt so viele Aktivitäten, die Ihrem Leben Bedeutung schenken und Ihr Engagement wecken.

Im nächsten Kapitel geht es um einen wesentlichen Faktor bei der Heilung von Depressionen: positive Gefühle. Die Kapitel danach erklären die Techniken, mit denen Sie Ihre positive Einstellung steigern können.

Kapitel 3: Positive Gefühle: Ihre Aufwärtsspirale zum Glück

- **Worum geht es?** Bei einer positiven Behandlung von Depressionen spielen positive Gefühle eine wesentliche Rolle.
- **Anders gesagt:** Positive Gefühle fühlen sich nicht nur gut an, sie tun uns auch gut.
- **Einsatzgebiete:** als natürliche Stimmungsaufheller; für mehr Glück, Resilienz und Wohlbefinden

Ein fröhliches Herz tut dem Leibe wohl.

Sprüche 17:22

Ah! Die Wohltat positiver Gefühle! So belebend, aber für depressive Menschen doch so schwer zu erreichen. Vielleicht spüren Sie sie während einer liebevollen Begegnung oder in einem Moment des friedlichen Besinnens. Vielleicht auch, wenn Sie eine neue Idee haben oder Sie die Schönheit der Natur berührt. Positive Gefühle sind flüchtig, aber sie tragen wesentlich zum Wohlbefinden und zur Heilung von Depressionen bei. Die Kraft der positiven Gefühle wirkt sich auch nach dem Moment des Vergnügens noch aus. Eines der wichtigsten Erkenntnisse der Positiven Psychologie ist die Tatsache, dass sich positive Emotionen nicht nur angenehm anfühlen, sondern uns auch guttun. Sie machen, dass es uns besser geht, und wappnen uns gegen Stressfaktoren. Sie helfen uns, Widrigkeiten zu meistern und in die Aufwärtsspirale zu emotionalem Wohlbefinden zu gelangen, die wiederum der Abwärtsspirale in die Depression gegenwirkt.

Positive Gefühle sind der Schlüssel für eine Behandlung der Depression mit dem Ansatz der Positiven Psychologie. Wie gut das funktioniert, habe ich auf meinem eigenen Weg aus der Depression erlebt. Jahrelang hatte ich meine negativen Gefühle in der Therapie analysiert, mich in meine Probleme vertieft, seelische Wunden wieder aufgerissen und mich an vergangenes Leid erinnert. Erst als ich den gegenteiligen Weg einschlug und auf meinen positiven Gefühlen aufbaute, ging es mir langsam besser und ich konnte die Depression überwinden. In den folgenden Kapiteln finden Sie viele Techniken, die Ihre positive Einstellung steigern können.

Die Funktion der Gefühle

Gefühle spiegeln die Komplexität des Menschseins wider. Man kann gleichzeitig positive und negative Gefühle empfinden – zum Beispiel Freude mit einem Anflug von Traurigkeit. Gefühle sind meist schnell vergänglich und haben bestimmte Auslöser, während eine gewisse Stimmung länger andauert und weniger direkt beeinflussbar ist.

Unsere Gefühle haben eine Signalfunktion. Sie sind unsere »inneren Wegweiser«. Ein negatives Gefühl wie Angst oder Wut sagt uns, dass etwas nicht stimmt und behoben werden muss. Ein positives Gefühl vermittelt uns hingegen, dass etwas Schönes geschieht und wir uns auf dem Weg zu unseren Wünschen und Zielen befinden.

Negative Gefühle warnen uns vor Gefahren und zeigen uns, dass es ein Problem zu lösen gibt. Diese Gefühle regen zu bestimmten Handlungen an. Sie aktivieren die »Kampf-oder-Flucht«-Reaktion unseres Überlebensinstinkts. Wut führt zu Angriff, Angst lässt uns fliehen. Menschen der Steinzeit werden beim Anblick eines angreifenden Mammuts Angst verspürt haben und davor geflohen sein. Diesen Instinkt haben wir noch heute. Wenn ein Auto unkontrolliert auf Sie zurast, wird Sie die Angst zur Seite springen lassen. Negative Gefühle schränken unser Denken ein, sodass wir uns ganz auf die Bedrohung konzentrieren können. So mächtig sind diese Gefühle.

Ich erinnere mich noch an den Tag während meiner Studienzeit, als ich in Frankreich ein Zimmer über einem Café bezog. Mein Nachbar wirkte sympathisch und zeigte mir die Gegend. Später am Abend klopfte es an der Tür. Ich öffnete sie und zu meinem großen Schreck stand mein Nachbar davor, splitterfasernackt. In diesem Moment der

Panik gelang es mir, einen schweren Schrank vor die Tür zu schieben. Zitternd verbrachte ich die Nacht, bis am Morgen das Café unter mir geöffnet wurde. Als ich versuchte, den Schrank von der Tür wegzuschieben, gelang es mir nur mit großer Mühe. Am Abend zuvor hatte mir das Gefühl der Angst die Geistesgegenwart und die Kraft gegeben, den Schrank als Barriere einzusetzen und ihn rasch zu verschieben. So können negative Gefühle auch nützlich sein. Sie machen, dass sich unser Denken und Handeln völlig auf das Bewältigen der bedrohlichen Situation konzentrieren kann.

Bei depressiven Menschen gehört ein Übermaß an negativen Gefühlen zum Alltag, was die Betroffenen überwältigen kann. Vielleicht ist es ein kleiner Trost, daran zu denken, dass auch diese schmerzlichen Gefühle eine Funktion haben.

Traurigkeit kann dem Selbstschutz dienen. Sie ermöglicht uns den Rückzug aus verletzenden Situationen, sodass wir neue Kräfte sammeln können.

Angst ist unser Frühwarnsystem, das nach Bedrohungen Ausschau hält und Strategien anwendet, um eine Krise abzuwenden oder die Auswirkungen eines negativen Erlebnisses abzuschwächen.

Einsamkeit ist die Schattenseite des Alleinseins. Sie gibt Hinweise auf unsere Wünsche und Bedürfnisse, die in der Gesellschaft anderer Menschen übersehen werden.

Wut ist ein moralisches Gefühl, dass uns dazu anregt, einen Fehler oder ein Unrecht wiedergutzumachen.

Schuld ist ebenfalls ein moralisches Gefühl, das sich aber auf uns selbst bezieht und nicht auf äußere Einflüsse. Sie kann uns helfen, ein besserer Mensch zu werden und Verantwortung für ein Fehlverhalten zu übernehmen. Sie motiviert uns, ein besseres Leben zu führen.

Negative Gefühle sind intensiver als positive Gefühle, selbst wenn keine unmittelbare Bedrohung besteht. Sie dauern auch länger an, nehmen uns ein und belasten uns. Positive Gefühle sind weniger stark und verflüchtigen sich schneller. In der Vergangenheit konzentrierte sich die Psychologie überwiegend auf die Erforschung negativer Gefühle. Über den Zweck der flüchtigen positiven Gefühle war daher kaum etwas bekannt. Zumindest bis sich Prof. Barbara Fredrickson, Leiterin des Forschungslabors für positive Emotionen und Psychophysiologie (PEPLab) an der Universität von North Carolina, als die weltweit führende Wissenschaftlerin im Bereich der positiven Gefühle etablierte.

Was bringen Ihnen positive Gefühle?

Barbara Fredrickson fand heraus, dass positive Gefühle dem Menschen weit mehr bringen als nur eine angenehme Empfindung. Positive Gefühle lassen uns für neue Ideen und Erfahrungen offen werden. Während negative Gefühle uns einen Tunnelblick geben, erweitern positive Gefühle unseren gedanklichen Horizont und wachsen im Laufe der Zeit zu vielseitigen Helfern für unser Wohlbefinden heran. Fredrickson bezeichnete das als die »Broaden-and-Build«-Theorie (»Erweitern und Wachsen«) der positiven Gefühle.[21]

Positive Gefühle

Zufriedenheit	Liebe	Hoffnung
Befriedigung	Bewunderung	Optimismus
Erfüllung	Freude	Glaube
Stolz	Glückseligkeit	Vertrauen
Gelassenheit	Ekstase	
Dankbarkeit	Inspiration	
	Ruhe	
	Friede	
	Vergnügen	
	Neugier	
	Interesse	
	Heiterkeit	
	Kreativität	

Den Horizont erweitern

Positive Gefühle erweitern unseren gedanklichen Horizont und das Ausmaß unserer Aufmerksamkeit. Sie motivieren uns zu vielen verschiedenen Handlungen. Sie machen uns offener, kreativer und flexibler und lassen uns in größeren Dimensionen denken. Wenn Sie neue Ideen oder eine kreative Lösung brauchen, sollten Sie etwas tun, das Ihnen ein gutes Gefühl gibt, statt krampfhaft nach einer Antwort zu suchen. Positive Gefühle erweitern unser Gedanken- und Handlungsrepertoire.

- **Freude** macht uns verspielt, kreativ und offen für neue Erfahrungen.
- **Interesse** weckt das Verlangen nach neuen Informationen. Es lässt uns die Welt entdecken und ermöglicht persönliches Wachstum.
- **Zufriedenheit** ist ein Anstoß, neue Perspektiven wertzuschätzen und ins Leben zu integrieren.
- **Stolz** lässt uns erkennen, wozu wir in der Lage sind.
- **Erhabenheit** regt uns dazu an, uns weiter zu verbessern.
- **Liebe** weckt in uns den Wunsch, zu teilen und gemeinsam mit anderen die Welt zu entdecken, plus alles oben Genannte.

Ressourcen aufbauen

Auch wenn positive Gefühle nur kurzlebig sind, häufen sie sich an und bilden langfristige persönliche Ressourcen, aus denen wir in schlechten Zeiten schöpfen können.

- **Psychische Ressourcen**: Positive Gefühle helfen dabei, Optimismus und Resilienz zu entwickeln. Sie beeinflussen unser Identitätsgefühl und erzeugen die nötige Motivation, Ziele zu verfolgen.
- **Geistige Ressourcen**: Positive Gefühle entwickeln unsere Fähigkeit, Probleme zu lösen, und helfen uns, Neues zu lernen.
- **Soziale Ressourcen**: Positive Gefühle helfen uns, neue Beziehungen aufzubauen. Sie stärken auch bestehende Beziehungen.
- **Körperliche Ressourcen**: Positive Gefühle helfen uns, Koordination, Kraft und ein gesundes Herz-Kreislauf-System zu entwickeln.

Einige dieser Auswirkungen überraschen Sie vielleicht – etwa, dass positive Gefühle auch körperliche Ressourcen aufbauen. Fühlt man sich zum Beispiel neugierig, ist es wahrscheinlicher, dass man hinausgeht und aktiv wird, wodurch man sich mehr bewegt. Das wiederum macht fitter, baut Muskeln auf usw.

Schnelle Erholung von negativen Gefühlen

Wenn Sie unter Stress leiden, sind positive Gefühle besonders wichtig. Studien haben gezeigt, dass positive Gefühle die krankmachenden Auswirkungen von Negativität im Körper – etwa Bluthochdruck und beschleunigten Puls – umkehren und die Homöostase, das selbstregulierende Gleichgewicht des Körpers, wiederherstellen können. Ein Gefühl der Zufriedenheit oder Heiterkeit hilft, dass sich der Körper schneller von Stress erholt. Barbara Fredrickson nennt diese Funktion unseren versteckten Reset-Knopf. In einer stressigen Situation können Sie Ihr Herzrasen nicht kontrollieren, aber eine positive Einstellung mindert solche Symptome und beruhigt Ihr Herz.[22] In ihren Experimenten zeigte Fredrickson Filmausschnitte, die positive Gefühle wie Gelassenheit und Heiterkeit auslösten. Die Teilnehmer, die diese Filme sahen, erholten sich rascher von den Auswirkungen von Stress als jene Probanden, denen negative oder neutrale Filme gezeigt wurden. Das können Sie ganz leicht selbst ausprobieren, wenn Sie sich gestresst fühlen. Schauen Sie sich zum Beispiel eine Komödie an oder hören Sie beruhigende oder aufmunternde Musik.

Positive Gefühle schützen Sie vor Depressionen – auch vor Rückfällen. Je häufiger Sie ein positives Gefühl empfinden, desto stärker wird Ihre Fähigkeit, Schwierigkeiten zu bewältigen. Um bei dem Bild aus Kapitel 1 (S. 18) zu bleiben: Sie füllen Ihr Reservoir auf, sodass der Pegel Ihres Wohlbefindens steigt, was wiederum Ihre Widerstandskraft stärkt. So können Sie Krisen besser bewältigen (siehe Kapitel 8, S. 122).

Die Aufwärtsspirale

Wir haben bis jetzt schon einige Funktionen von positiven Gefühlen kennengelernt: Sie erweitern den Horizont, bauen persönliche Ressourcen auf und mindern die Auswirkungen von Negativität. Sie alle sind bei der Behandlung von Depressionen nützlich. Sie helfen Ihnen, flexibler zu werden, wenn Ihr Denken festgefahren ist. Sie bieten Ihnen Ressourcen, auf die Sie in schwierigen Zeiten zurückgreifen können. Und sie machen Sie widerstandsfähiger, damit Sie auch weiterhin funktionieren. Im nächsten Schritt aus der Depression steigern Sie die Menge Ihrer positiven Gefühle, um die Aufwärtsspirale auszulösen und allmählich aufzublühen. In meiner Coaching-Praxis und in meiner eigenen Erfahrung habe ich oft erlebt, dass sich das Leben zu verbessern scheint, wenn man sich selbst besser fühlt. Glück und Erfolg verstärken sich gegenseitig. Sie fühlen sich glücklich, wenn etwas gelingt, und umgekehrt. Wenn Sie sich gut fühlen, gelingt Ihnen vieles besser. Erfolg führt zu Glück UND Glück führt zu Erfolg. Das ist die Aufwärtsspirale in Aktion. Sie erzeugt eine neue Wachstumsdynamik und kann zu einer persönlichen Veränderung führen. Ich habe sie in meiner Arbeit mit Jugendlichen gesehen. Als sich die Jugendlichen besser fühlten, veränderte sich ihr Leben zum Positiven. Probleme wurden gelöst und die Gesamtsituation verbessert. Man sah ihnen die Veränderung sogar an – sie hatten mehr Lebensfreude, eine reinere Haut und kleideten sich besser! Vielleicht haben Sie diesen Effekt auch selbst schon erlebt – diese magischen Momente, in denen alles zu gelingen scheint.

Positivität entwickeln

Wie vermehren Sie nun also Ihre positiven Gefühle? Dazu ist es hilfreich, noch etwas mehr über ihre Funktionsweise zu wissen. Positive Gefühle entstehen in der Regel durch unsere Handlungen, unsere Weltanschauung und durch die Art, wie wir alles Erlebte deuten. Wenn Sie sich stärker auf die positiven statt auf die negativen Erfahrungen in Ihrem Leben konzentrieren oder wenn Sie etwas tun, das Sie als wichtig empfinden, erzeugen Sie ein positives Gefühl. Achten

Sie auf Störungen durch die »lauteren« negativen Gefühle in Ihrem Inneren. Bleiben Sie dabei aber gelassen, öffnen Sie sich der Erfahrung und versteifen Sie sich nicht auf ein bestimmtes Ergebnis. Machen Sie die Übung ohne Erwartungen. Akzeptieren Sie, dass positive Gefühle vergänglich und oft unberechenbar sind. Manchmal wird die Übung funktionieren, manchmal auch nicht. Die folgenden Tipps helfen Ihnen beim Starten Ihrer Aufwärtsspirale.

- Fragen Sie sich: »Was läuft in meinem Leben gerade gut? Worüber freue ich mich? Wofür bin ich dankbar?«
- Finden Sie heraus, was Sie wirklich gerne tun, und tun Sie das öfter. Was bringt Sonne in Ihr Herz? Was gibt Ihnen Antrieb? Was zaubert ein Lächeln auf Ihr Gesicht? Mit welchen Menschen umgeben Sie sich am liebsten?
- Gehen Sie voll und ganz in einer positiven Erfahrung auf. Genießen Sie den Moment, ohne ihn zu analysieren (und ihn durch Grübelei zu verderben).
- Bei den positiven Gefühlen kommt Quantität vor Qualität. Die Häufigkeit ist wichtiger als die Intensität, mit der Sie das Gefühl empfinden. Viele kleine positive Gefühle wie Neugier oder Ruhe fördern Ihr Wohlbefinden stärker als die seltenen großen Gefühle wie Glückseligkeit.
- Vergessen Sie nicht, dass man negative Gefühle nie komplett loswerden kann. Sie sind natürliche Reaktionen, die eine Funktion haben und einen Kontrast bilden, sodass Sie positive Erlebnisse auch wirklich wertschätzen können.

Es bringt aber nichts, so zu tun, als wären Sie gut gelaunt. Wenn Sie versuchen, negative Gefühle mit gespielter Positivität zu überdecken, setzt die Unaufrichtigkeit den Körper erst recht unter Druck. Unser Ziel ist eine echte Positivität, die wir wirklich spüren, und kein erzwungenes, banales Lügengebilde. Hier finden Sie einen Baukasten der positiven Gefühle, dessen Elemente die Positivität nachweislich steigern können. Ich betrachte sie als Werkzeuge, von denen man so viele wie möglich bei sich haben sollte. In den folgenden Kapiteln werden Sie einige davon näher kennenlernen.

Baukasten der positiven Gefühle

- Dankbarkeit
- Genießen
- nette Gesten
- Kontakt zu lieben Menschen
- Einsatz der eigenen Stärken
- Achtsamkeitsmeditation
- Meditation der liebenden Güte
- körperliche Bewegung
- Visualisieren einer positiven Zukunft (diese Übung nennt man auch »das bestmögliche Selbst«)

Barbara Fredrickson empfiehlt, herauszufinden, wann Sie sich besonders lebendig fühlen. Diesen Aktivitäten geben Sie dann eine höhere Priorität. Wichtig ist, dass Sie sich Zeit für Vergnügen, Liebe und Freude nehmen. In der Hektik der heutigen Zeit, die erwartet, dass wir rund um die Uhr erreichbar sind, wird entspannte Freizeit zum seltenen Gut. Nun, da Sie den Nutzen von positiven Gefühlen kennen und wissen, dass sie Menschen aufblühen lassen, sollten Sie sich die Zeit dafür nehmen.

Eine Playlist

Um die Häufigkeit Ihrer positiven Gefühle zu steigern, können Sie eine Liste Ihrer Lieblingsaktivitäten zusammenstellen und diese regelmäßig abarbeiten – ähnlich, wie Sie eine Wiedergabeliste Ihrer liebsten Musikstücke auf einem MP3-Player erstellen. Freizeitaktivitäten machen Spaß und bieten eine Möglichkeit, Neues auszuprobieren und Alltagsstress für einen Moment zu vergessen. Nehmen Sie sich zumindest einmal am Tag die Zeit für so eine Aktivität, und wenn es nur eine Viertelstunde ist. Es sollte etwas sein, das Sie ohne große Umstände machen können. Eine aktive Freizeitbeschäftigung, zum Beispiel Gärtnern oder das Mitmachen bei einem Pub-Quiz, bringt mehr als eine passive, zum Beispiel Fernsehen. Denken Sie daran: Es ist die Häufigkeit, die zählt. Als ich mit dieser Strategie anfing, sah meine Liste folgendermaßen aus: Spazieren im Park, Le Roc tanzen (französischer Jive), Freunde treffen, in Parfümerien tolle Düfte riechen, neue Cafés besuchen und so weiter. Stellen auch Sie sich eine Liste Ihrer liebsten Aktivitäten zusammen und machen Sie jeden Tag etwas davon.

☆ **Playlist – Das macht mir Spaß:**

1. _____
   _____

2. _____
   _____

3. _____
   _____

4. _____
   _____

5. _____
   _____

6. _____
   _____

Basierend auf der »Quality-of-Life«-Therapie[23]

Der folgende Gedanke soll Ihnen vermitteln, dass Sie Ihr Leben genießen dürfen:

Investieren Sie in Aktivitäten, die positive Gefühle erzeugen. Dadurch investieren Sie in Ihre Zukunft und öffnen sich für Veränderungen.

Kapitel 4: Dankbarkeit pflegen

- Worum geht es? Ein Gefühl der Dankbarkeit zu entwickeln. Dem Leben mit Staunen und Wertschätzung zu begegnen.
- Einsatzgebiete: positive Gefühle, Glück, Zufriedenheit mit dem Leben, Beziehungen, zur Hilfe bei Neid und Enttäuschung
- Dazu passt auch: Genießen (siehe Kapitel 5, S. 71), Meditation (siehe Kapitel 6, S. 86).

Die Autorin Sarah Ban Breathnach machte in den 1990er-Jahren in der amerikanischen Oprah-Winfrey-Show die Idee eines »Dankbarkeitstagebuchs« einer breiten Öffentlichkeit bekannt.[24] Auch ich sah ihren Auftritt und führe seitdem Buch über die positiven Dinge in meinem Leben. Viele Menschen sagen, dass das Dankbarkeitstagebuch ihr Leben verändert hat. Mein Leben hat es mit Sicherheit verändert. Es half mir, mich nicht mehr so darauf zu fixieren, was mir im Leben fehlte, sondern stattdessen all das Gute in meinem Leben bewusst zu schätzen.

Sie haben vielleicht als Kind schon gehört, dass Sie dankbar sein sollen. Und das war ein guter Rat. Mittlerweile ist bewiesen, dass die Dankbarkeit eine der mächtigsten Techniken zur Steigerung des Wohlbefindens ist. Prof. Sonja Lyubomirsky von der kalifornischen Universität Riverside hat sie als eine Art übergeordnete Strategie für das Glück beschrieben.[25] Sie müssen sich nur einige einfache Fragen stellen: »Was gefällt mir an meinem Leben?« »Wofür bin ich dankbar?« »Was ist erfolgreich verlaufen?«

Zur Dankbarkeit gehört viel mehr, als nur »Danke« zu sagen. Dankbarkeit ist das Wahrnehmen alles Positiven und das Erlernen von Optimismus. Unser Gehirn gibt von Natur aus negativen Gefühlen und Erfahrungen mehr Raum. Uns fällt sofort auf, wenn etwas nicht stimmt, bevor wir etwas Positives bemerken. Wenn ein Kind mit seinem Zeugnis nach Hause kommt, fällt den Eltern zuerst die Vier in Geschichte ins Auge, bevor sie die Einsen in Biologie und Geografie entdecken. Diese »Negativitätstendenz« ist eines der Hindernisse auf dem Weg zum Glück und bei depressiven Menschen übermäßig stark. Wenn wir uns schlecht fühlen, fällt uns alles Negative an uns selbst und in der Welt noch stärker auf, was unsere Stimmung dann noch tiefer sinken lässt.

Das Praktizieren von Dankbarkeit ist das Gegenmittel gegen die Negativitätstendenz und trägt auf vielerlei Weise zum Wohlbefinden bei. Die Vorteile reichen von positiven Gefühlen bis hin zu Glück, Zufriedenheit, Selbstwertgefühl, Optimismus, Hoffnung, Begeisterung, Mitgefühl, Lebensfreude, Spiritualität und Vergebung. In ihrem Buch »Glücklich sein« beschreibt Sonja Lyubomirsky acht Möglichkeiten, wie Dankbarkeit das Glück fördern kann.[26]

- Sie regt dazu an, das Schöne im Leben zu genießen.
- Sie stärkt das Selbstwertgefühl.
- Sie hilft im Umgang mit Stress und schwierigen Lebensumständen.
- Sie hält negative Gefühle fern.
- Sie fördert positives Verhalten.
- Sie nährt Beziehungen und reduziert den Drang, sich mit Menschen zu vergleichen, von denen man denkt, dass sie es besser haben als man selbst.
- Sie verringert die hedonistische Anpassung, die dazu führt, dass wir das Gute im Leben als selbstverständlich ansehen.
- Sie macht Lust auf mehr körperliche Bewegung, was Beschwerden verringert.

Ein größeres Maß von Dankbarkeit ist eng mit einem niedrigeren Grad von Depression, Ängsten, Einsamkeit, Neid, Neurotizismus und Materialismus verbunden. Dankbarkeit hilft auch gegen zwanghaftes Grübeln, ein Symptom der Depression, bei dem die Gedanken unablässig um negative Erlebnisse und persönliche Unzulänglichkeiten kreisen.[27] Sie schützt auch vor zu großer Hoffnungslosigkeit, die ein Risikofaktor für Selbstmord ist.

Dankbarkeit bedeutet, zu schätzen, was man hat. Prof. Robert Emmons von der kalifornischen Universität Davis ist der führende Forscher zum Thema Dankbarkeit. Er beschreibt sie als einen zweistufigen Prozess. Zuerst kommt das Anerkennen dessen, was in unserem

Leben schön ist. Darauf folgt die Erkenntnis, dass wir nur teilweise dafür verantwortlich sind. Wir lernen also, positive äußere Einflüsse zu schätzen. Sie unterliegen nicht unserer Kontrolle, aber wir sind froh, dass es sie gibt. Das macht uns dankbar. Bei Depressionen hilft Dankbarkeit auf drei wesentliche Arten, die Emmons als das VRV-Modell (verstärken, retten, verbinden) der Dankbarkeit bezeichnet.

Dankbarkeit verstärkt: Dankbarkeit verstärkt wie ein Lautsprecher das Positive in unserem Leben. Sie vervielfältigt das Gute, das wir in uns selbst, in anderen und in der Welt sehen. Sie ist das Gegengewicht zur Negativitätstendenz.

Dankbarkeit rettet: Wir sind einem steten Fluss von Negativität ausgesetzt, von unseren eigenen Gedanken und negativen Erlebnissen bis hin zu den täglichen Nachrichten mit ihren Schreckensmeldungen, die Angst verbreiten. Diese Negativität erschöpft und belastet uns. Wir brauchen auch positive Nachrichten. Die Dankbarkeit ist unsere beste Waffe gegen diese inneren und äußeren Bedrohungen, die uns langfristig die Freude rauben.

Dankbarkeit verbindet: Dankbarkeit sorgt dafür, dass Gemeinschaften funktionieren. Ohne Dankbarkeit würden diese Gefüge zerbrechen. Die Dankbarkeit ist das universale Bindemittel, das Menschen aneinanderhält und Beziehungen festigt. Ohne Dankbarkeit gebe es keine Gesellschaft.

Wenn wir dankbar sind, erkennen wir an, dass irgendjemand, irgendwo, gut zu uns ist. Und dass wir Gutes verdienen und dass es das Gute auf dieser Welt gibt – und dass das Leben vielleicht doch lebenswert ist.

Angewandte Dankbarkeit

Meinen Klienten versuche ich im Coaching immer zu vermitteln, dass man das erlangte Wissen in die Tat umsetzen muss, um glücklicher zu werden. Das reine Interesse am Thema bringt uns nicht weit. Um unser Wohlbefinden merklich zu steigern, müssen wir die Techniken und Übungen der Positiven Psychologie auch regelmäßig anwenden. Depressiven Menschen fällt diese Umsetzung aber nicht leicht. Denken Sie daher daran: Allein durch das Anwenden einer Technik entstehen neue neuronale Verbindungen im Gehirn, die mit jeder Wiederholung stärker werden – so wie ein Trampelpfad im Wald immer deutlicher sichtbar wird, je öfter jemand darauf geht. Dankbarkeit stimuliert auch die Produktion zweier Neurotransmitter, die mit Glücksgefühlen in Verbindung gebracht werden: Dopamin und Serotonin. Die folgende Praktik hat meine Aufwärtsspirale aus der Depression in Gang gesetzt:

Drei positive Dinge

Hierbei konzentriert man sich auf das Gute statt auf die Belastungen. Man benötigt dafür keine materiellen Besitztümer, sondern eine dankbare Einstellung, unabhängig von den aktuellen Lebensumständen. Denken Sie an drei positive Dinge in Ihrem Leben. Das können große Dinge sein, etwa eine eigene Wohnung, aber auch Kleinigkeiten, wie ein freier Parkplatz direkt vor der Tür. Vielleicht ist es eine besondere Freundin oder etwas ganz Banales wie der Geschmack eines köstlichen Apfels. Depressiven Menschen fällt es oft schwer, sich an etwas Positives zu erinnern, darum konzentriert man sich am besten auf kleine Erfolge, etwa wenn man sich dazu aufraffen kann, einen Anruf zu tätigen oder eine E-Mail zu schreiben. Seien Sie stolz auf Ihre Fortschritte. Wenn Sie es schaffen, den ganzen Park zu durchwandern, statt wie zuvor nur die halbe Strecke, schreiben Sie es auf Ihre Liste. Sie können diese Übung jederzeit machen – auf Ihrem Weg zur Arbeit, beim Spazierengehen mit Ihrem Hund oder an eine Gewohnheit geknüpft, etwa an das Zähneputzen. Viele machen diese Übung vor dem Schlafengehen und lassen das Positive des vergangenen Tages noch einmal Revue passieren, was zu einem erholsameren Schlaf beitragen kann.

Wenn es Ihnen sehr schlecht geht, wird es Ihnen schwerfallen, überhaupt etwas Positives zu bemerken. Aber mit ein wenig Nachdenken wird Ihnen etwas einfallen, wofür Sie dankbar sein können – etwa dass Sie in einer sicheren Gegend wohnen oder dass Sie zwei gesunde Beine haben, die Sie von A nach B bringen. Ich bin in solchen Momenten immer dankbar für mein Zuhause, das mich versorgt. Ich bin dankbar für die Leitungen, die Gas und Wasser liefern, für das Dach, das mich vor Regen schützt, für die Wände, die mir Wärme spenden, für den Strom, der Energie liefert, für das Breitband, das mich mit dem Internet verbindet, für den Computer, dank dessen ich von zu Hause aus arbeiten kann, für die Aussicht, die mich inspiriert, und für die Nachbarn, die sich um mich kümmern.

Diese Technik funktioniert, indem sie positive Gefühle erzeugt, sodass wir uns dankbar fühlen, statt nur an Dankbarkeit zu denken. Die Übung mag anfangs nicht besonders interessant erscheinen und auch bei mir dauerte es eine Weile, bis sich die Dankbarkeit in meinem Kopf in ein spürbares Gefühl verwandelte. Aber wenn sie funktioniert, wird die Dankbarkeit zu einem mächtigen Stimmungsaufheller – ein Schritt in die Aufwärtsspirale zu größerem emotionalen Wohlbefinden. Das Wichtigste ist, nicht aufzugeben und keine besonderen Erwartungen zu haben. Manchmal wird das Praktizieren von Dankbarkeit ein positives Gefühl hervorrufen, manchmal auch nicht.

Wenn Sie die Dankbarkeit erst einmal zur Gewohnheit gemacht haben, werden Ihnen im Laufe des Tages oft Dinge auffallen, die Sie später auf Ihre Dankbarkeitsliste schreiben können. Die Dankbarkeit hat einen noch größeren Effekt, wenn Sie auch Ihren eigenen Anteil an den positiven Dingen im Leben beachten. Sie werden bemerken, wie Ihr Verhalten zu etwas Gutem führen kann, was in weiterer Folge Ihr Selbstwertgefühl steigert.

Die Übung »Drei positive Dinge« war auch ein Teil von Prof. Martin Seligmans ersten Studien zum Thema Interventionen der Positiven Psychologie. Sie führte nachweislich zu einem dauerhaften Anstieg von Glücksgefühlen und einer Minderung der Depression. Die Wirkung war noch nach Monaten spürbar.[28] Die Übung kann im Coaching oder in der Therapie eingesetzt werden, um die Aufmerksamkeit der Klienten auf das Schöne in ihrem Leben zu lenken. Ich setze sie zu Beginn einer Sitzung ein, um meine Klienten in eine optimistische, konstruktive Haltung zu bringen. Sie kann auch bei Kindern als positives Ritual vor dem Schlafengehen angewendet werden, um die Entwicklung einer dankbaren Persönlichkeit von klein auf zu fördern. Wenn Sie Ihre Kinder dazu ermutigen, an die positiven Dinge zu denken, werden sie das Leben schätzen lernen, statt sich darauf zu konzentrieren, was ihnen fehlt. Auf der nächsten Seite finden Sie eine Liste mit einigen Beispielen von Dingen, für die man dankbar sein kann (ändern Sie die Beispiele nach Bedarf um).

Für den Psychologen David Pollay besteht Dankbarkeit aus vier Grundelementen:[29]

- Zuallererst erinnert Sie die Dankbarkeit an wichtige Menschen in Ihrem Leben, die Sie lieben und unterstützen. Wir wissen schließlich, dass positive Beziehungen ein Schlüssel zum Glück sind.
- Dankbarkeit lässt Sie außerdem an Ihre Stärken denken, an Ihre natürlichen Begabungen, die Sie näher an Ihre Ziele bringen.
- Wenn Sie dankbar für Ihre Erfolge sind, erkennen Sie, wie viel Sie schon erreicht haben.
- Letzten Endes erinnert Sie die Dankbarkeit an die Wunder der Welt, etwa an das Wunder der Natur, das aus winzigen Samen mächtige Bäume entstehen lässt.

Es ist schwierig, ein Gefühl der Dankbarkeit zu erzwingen. Darum empfiehlt Robert Emmons, stattdessen eine dankbare Grundhaltung zu entwickeln, die Sie häufig dankbar sein lässt.[30] Menschen, die diese Haltung haben, betrachten das Leben als Geschenk und beachten die vielen positiven Aspekte. Auch ihre Ausdrucksweise spiegelt diese Haltung wider: Sie verwenden Wörter wie »dankbar«, »gesegnet« oder »Geschenk«. Machen auch Sie sich die Sprache der Dankbarkeit zur Gewohnheit.

Dankbarkeitsliste

- Gesundheit
- Zuhause
- Nachbarschaft
- Familie
- Freunde
- hilfreiche Menschen
- Erfolge
- Beruf
- Leben in einem sicheren Land
- ein gemäßigtes Klima
- Haustiere

Das Dankbarkeitstagebuch

In ein Dankbarkeitstagebuch schreibt man alles, wofür man im Leben dankbar ist. Es ist sozusagen die erweiterte Form der »drei guten Dinge«, ein Logbuch der positiven Nachrichten. Es ist das Gegenteil von jenem Tagebuch, dem wir als unsichere Teenager unsere Sorgen und Probleme anvertraut haben. Das Niederschreiben der Dankbarkeit hilft uns dabei, unsere Gedanken zu ordnen, und macht uns das Positive in unserem Leben sowie unseren Beitrag dazu bewusst.

Mette Dencker sitzt im dänischen Parlament – Dänemark wird häufig als das glücklichste Land der Welt bezeichnet. Auch sie führt ein Dankbarkeitstagebuch. »Bevor ich schlafen gehe, schreibe ich zehn Dinge auf, für die ich dankbar bin. So kann man den Tag in Gedanken noch einmal durchgehen und sich auf alle positiven Erlebnisse konzentrieren. Ich schreibe auch immer auf, warum ich für etwas dankbar bin. So erkenne ich nicht nur an, was positiv war, sondern ich weiß auch, was mir daran gefallen hat.« Mettes tägliche Übung setzt die Aufwärtsspirale in Gang. »Je dankbarer ich bin, desto häufiger geschehen jeden Tag Dinge, die mich noch dankbarer machen.«

Sie können diese Übung auch seltener machen, etwa einmal in der Woche, damit sie nicht zur lästigen Pflicht wird. Ich mache sie immer am Sonntagabend. Das ist für mich ein guter Zeitpunkt, um auf die vergangene Woche zurückzublicken und mich auf die bevorstehende Woche einzustimmen. Verwenden Sie ein ansprechendes Notizbuch und einen hübschen Stift oder aber eine Dankbarkeits-App auf Ihrem Smartphone.

Das Dankbarkeitstagebuch ist ein mächtiges Werkzeug, um eine Mentalität der Fülle zu entwickeln. Blicken wir auf unser Leben zurück, erinnern wir uns besonders gut an die Verluste, verfehlten Chancen, kaputten Beziehungen und die vielen Schmerzen, die sich mit dem Alter anhäufen. Das Dankbarkeitstagebuch hält all die positiven Dinge fest, die man sonst vielleicht vergisst. Wenn ich in meinen alten Tagebüchern lese, ist es, als würde ich die freudigen Erfahrungen erneut durchleben. Als Alternative zum Tagebuch können Sie die Dinge, für die Sie dankbar sind, auch auf Notizzettel schreiben und in einem großen Behälter, etwa in einer hübschen alten Keksdose, aufbewahren. Beginnen Sie damit am besten am 1. Januar und öffnen Sie die Dose dann an Silvester, um all das Gute zu würdigen, das Ihnen im Laufe des Jahres widerfahren ist.

Ein Zyniker würde jetzt sagen, dass es keine Kunst ist, dankbar zu sein, wenn es im Leben gerade gut läuft. Was, wenn man gerade etwas Schlimmes erlebt hat und sich schlecht fühlt? Um das volle Spektrum der Dankbarkeit erfahren zu können, ist es manchmal sogar nötig, einen gewissen Kontrast oder Mangel zu verspüren. Natürlich wünscht man niemandem ein schlimmes Erlebnis, aber wenn Ihnen etwas fehlt und dieses Bedürfnis nach längerer Zeit gestillt wird, fühlt sich die Dankbarkeit viel intensiver an. Nach Monaten der Dürre freut man sich über den Regen. Nach dem Verlust des Jobs freut man sich auf neue Arbeit. Mangelt es Ihnen in einem Bereich Ihres Lebens an etwas, sind Sie vielleicht für andere Aspekte dankbarer. Der gestresste Manager, der seinen Job an den Nagel hängt, um mehr Zeit für die Familie zu haben, lernt seine Familie vielleicht ganz neu zu schätzen – was unter dem beruflichen Druck möglicherweise nie der Fall gewesen wäre.

Auch belastende Situationen können Dankbarkeit auslösen. Ich weiß noch, wie dankbar ich mich nach einer Operation gefühlt habe. Wer dem Tod ins Auge blickt, lernt das Leben neu zu schätzen. Ich war dankbar für die Freunde, die mir zur Seite standen, für das Können des Chirurgen und für die Betreuung durch das medizinische Personal. Wenn man sich das Schlimmste vorstellt und es dann aber nicht eintrifft, fühlt man sich ungemein dankbar – wenn man haarscharf einem Autounfall entgeht, wenn man nach schwerer Krankheit die Diagnose »geheilt« erhält oder wenn man während einer Kündigungswelle den Job behält. Menschen, die ein solches »kontrafaktisches Denken« betreiben, sind generell glücklicher als solche, die das nicht tun.[31] Es gibt auch Belege dafür, dass Menschen, die nach einem erlebten Trauma Dankbarkeit empfinden können – etwa dafür, dass man körperlich und geistig unversehrt blieb –, dieses Trauma besser verarbeiten und durch ihre positive Sichtweise vielleicht sogar posttraumatisches Wachstum erfahren (zum Beispiel in Form größerer mentaler Stärke). Mehr dazu finden Sie im Kapitel 8: Posttraumatisches Wachstum (S. 138).

Das therapeutische »Dankeschön«

Die Vorteile der Dankbarkeit kann man ganz besonders gut verstärken, wenn man anderen Menschen seine Dankbarkeit zeigt. Dankbarkeit nährt Beziehungen und führt zu einem Austausch des Wohlwollens zwischen dem Dankenden und dem Empfänger der Dankbarkeit. Einer meiner Freunde hat während unserer Ausbildung in Positiver Psychologie sein eigenes Dankbarkeitsexperiment gemacht. Er verteilte handgeschriebene Notizen auf edlem Papier, die seinen Dank für empfangene Dienste ausdrückten. Er dankte zum Beispiel den Besitzern einer Gokart-Bahn, die eine Geburtstagsfeier organisiert und seinen Sohn eingeladen hatten. Und er dankte den Betreibern eines neu eröffneten Feinkostladens. Beide Male schrieb er eine individuelle Dankesnachricht und beide Male erhielt er eine Antwort, in der man sich für seinen Dank bedankte. Dankbarkeit gibt uns ein Gefühl der Verbundenheit mit anderen und sorgt dafür, dass wir andere Menschen nicht als selbstverständlich ansehen. Zusammen mit Freundlichkeit fördert sie das Vertrauen in die Gesellschaft und steigert das Glück auf der Welt. In einer der ersten Studien zu den Interventionen der Positiven Psychologie schrieben die Teilnehmer einen Dankesbrief an jemanden, der sie in der Vergangenheit positiv beeinflusst hatte, etwa an einen Lehrer oder einen Verwandten. Dann überbrachten sie diesen Brief persönlich im Rahmen eines »Dankbarkeitsbesuchs« und lasen ihren Dank laut vor. Danach fühlten sich die Probanden sofort wesentlich glücklicher.[32]

Das Schreiben einer Dankesnachricht ist ein Erlebnis, das man genießen kann (mehr dazu in Kapitel 4: Appreciative Inquiry, S. 70). Verwenden Sie schönes Papier, legen Sie stimmungsvolle Musik auf, und gönnen Sie sich eine Nascherei oder einen leckeren Snack. Wenn Sie Ihr therapeutisches Dankeschön in größerem Rahmen aufziehen wollen, veranstalten Sie doch eine Dankesfeier für alle Menschen, denen Sie danken möchten. Die Wissenschaft legt nahe, dass mehrere Gesten der Dankbarkeit in einer kürzeren Zeitspanne zu besseren Ergebnissen führen. Um die positiven Gefühle zu maximieren, empfiehlt es sich daher, den Dank an einem einzelnen Tag zu überbringen.

Auch im Bildungswesen und in Unternehmen wird die Praxis der Dankbarkeit immer wichtiger. Ich bitte Teilnehmer meiner Gruppenarbeit gerne, am Anfang drei positive Dinge zu nennen, für die sie dankbar sind. Und auch bei meiner Interventionsarbeit mit jugendlichen Alkoholkonsumenten ist Dankbarkeit die langfristig erfolgreichste Strategie. Sie wirkt aber nicht nur bei Jugendlichen am Rande der Gesellschaft, sondern auch bei den privilegiertesten Menschen. Eine der bekanntesten Privatschulen Englands, das Wellington College, bietet einen Kurs für Wohlbefinden an. Ich fragte einen der Lehrer, was bei den Schülern den größten Erfolg gebracht habe. Neben der Meditation belegte die Dankbarkeit den Spitzenplatz.

Eine Dankesnachricht

Liebe/r .... ,

mit dieser Nachricht möchte ich

mich für deine Unterstützung

bedanken, als du

....

....

....

....

....

....

....

....

....

Appreciative Inquiry (wertschätzendes Erkunden)[33]

Die Kunst der Wertschätzung bahnt sich ihren Weg zu den Arbeitsplätzen: Appreciative Inquiry, kurz AI (zu Deutsch etwa: »wertschätzendes Erkunden«) ist ein Konzept aus der Organisationsentwicklung, basierend auf dem Gedanken, dass jede Person oder jedes Team etwas Positives zu bieten hat. Der erste Schritt bei AI ist die Wertschätzung bestehender Kompetenzen unter den Mitarbeitern. Dabei werden Fragen gestellt, zum Beispiel: »Was empfinden Sie an Ihrer gegenwärtigen Tätigkeit als positiv?« Die Veränderung geschieht dadurch, dass der Fokus auf die Stärken statt auf die Defizite innerhalb der Organisation gelegt wird. Eine ähnliche Herangehensweise funktioniert auch im Privatleben. Was schätzen Sie an den Menschen, die Sie lieben? An Ihren Freunden, Kollegen, Nachbarn und Mitmenschen? Was ist positiv? Wofür können Sie dankbar sein?

Dankbar sein zu jeder Zeit

Dankbarkeit ist ein positives Gefühl, das mit der Vergangenheit assoziiert wird – zu schätzen wissen, was erreicht wurde. Sie kann aber auch positive Gefühle in Bezug auf die Zukunft erzeugen. Hält man sich die positiven Erlebnisse der Vergangenheit im Gedächtnis, blickt man optimistischer in die Zukunft. Dankbarkeit ist das halb volle Glas der Vergangenheit, Optimismus ist das halb volle Glas der Zukunft. Darum kann die Dankbarkeit optimistischer machen, was sie doppelt so wertvoll macht, da Optimismus eines der wichtigsten Denkwerkzeuge gegen Depressionen ist (mehr dazu in Kapitel 7: Optimistisch werden, S. 102).

Kapitel 5: Den Moment genießen

- Worum geht es? Genießen bedeutet, positive Erlebnisse in Ihrem Leben bewusst auszukosten, wertzuschätzen und zu intensivieren.[34]
- Anders gesagt: die größtmögliche Freude herauszuholen.
- Einsatzgebiete: positive Gefühle, Glück; den gegenwärtigen Moment schätzen lernen; Fördern von Achtsamkeit und Flow
- Dazu passt auch: Dankbarkeit (siehe Kapitel 4, S. 59) und Meditation (siehe Kapitel 6, S. 86).

 Eine kurze Geschichte …

An einem sonnigen Augustmorgen beginne ich, dieses Kapitel zu schreiben. Ich mache mir mein Lieblingsfrühstück: saftige, reife Blaubeeren mit weichen Pfirsichen und Aprikosen, dazu Sojajoghurt und Haferflocken – das schmeckt mir und tut mir gut. Ich frühstücke im Garten und genieße die warme Sonne auf meinem Rücken. Ich bin dankbar, dass ich meinen Arbeitstag so beginnen kann. Zwischendurch mache ich immer wieder Pausen und pflücke Kirschen. Ich staune, wie viele Früchte so ein kleiner Baum doch tragen kann. Ich bin dankbar, dass die früheren Besitzer diesen Baum gepflanzt haben. Dieses Jahr verwende ich die Kirschen zum Backen, statt sie wie sonst einzumachen. Bis jetzt habe ich Kirschkuchen und Kirsch-Mandel-Tarte gemacht. Besonders toll ist, dass das Transportwege spart und die Umwelt schont. Ich freue mich schon darauf, ein Kirsch-Clafoutis zu machen – ein französisches Dessert, das ich als Studentin in Frankreich kennengelernt hatte. In den Sommerferien hatte ich einmal bei einem Filmdreh in Paris mitgeholfen. Ich war schüchtern und zog mich in der Mittagspause immer zurück, bis mich der Regisseur eines Tages holen ließ, damit ich mit dem Filmteam im Bistro aß. Die anderen hatten sich schon gewundert, wo ich war. Ich fühlte mich wertgeschätzt und genoss ihre Herzlichkeit. An jenem Tag aß ich das Kirsch-Clafoutis. Wieder zurück in meinem Garten bin ich froh, dass eine Bloggerin ein Rezept für Kirsch-Clafoutis gepostet hatte.

Diese kurze (aber wahre) Geschichte enthält viele Merkmale des Genießens, eines der Prozesse, die uns bei der Anhäufung positiver Gefühle helfen. Beim Genießen geht es um das Wertschätzen der schönen Dinge im Leben. Oft denkt man beim Wort »genießen« an Essen oder Trinken. Aber die Positive Psychologie bezeichnet damit die Fähigkeit, positive Erlebnisse zu schätzen und zu verstärken, sie völlig auszukosten und das Maximum an Vergnügen aus ihnen herauszuholen. Indem ich Ihnen diese Geschichte erzähle, setze ich eine der Strategien zur Intensivierung des Genießens ein.

Man kann so gut wie alles genießen, als wäre es eine kulinarische Köstlichkeit. Hier ein paar Anregungen:

- die Schönheit der Natur – Landschaften, das Meer, die Jahreszeiten, Sonnenaufgang und Sonnenuntergang, den Nachthimmel
- gemeinsame Zeit mit lieben Menschen, die Herzlichkeit und Unterstützung guter Freunde, die Freude und Unschuld kleiner Kinder, die Weisheit älterer Menschen, die Fähigkeiten von Kollegen, die Freundlichkeit eines Fremden
- ein fesselndes Buch, einen spannenden Film, ein tolles Spiel, ein traumhaftes Konzert, ein inspirierendes Kunstwerk oder ein gelungenes Design
- kleine Freuden, wie eine Umarmung, ein Lachen, frische Bettwäsche oder ein entspannendes Bad
- persönliche Erfolge, Feierlichkeiten, besondere Anlässe wie Geburtstage, Schulabschluss, Hochzeiten, Jahrestage

Das Ziel des Genießens ist es, alles Positive hervorzuheben, um positive Gefühle zu entwickeln. Wie die Dankbarkeit hilft auch das Genießen dabei, die Negativitätstendenz zu überwinden – also die Neigung, Negatives stärker zu beachten als Positives. Dankbarkeit und Genießen ergänzen sich gut. Bei der Dankbarkeit geht es darum, das Positive wahrzunehmen. Beim Genießen kostet man es mit all seinen erfreulichen Facetten aus. Das Genießen ähnelt dem Flow (Kapitel 2, S. 43) und der Achtsamkeit (Kapitel 6, S. 86), aber es ist nicht das Gleiche. Beim Genießen konzentriert man sich auf das Positive, im Flow liegt der Fokus auf der Aktivität – die völlige Hingabe, in der man sich verliert – und bei der Achtsamkeit nimmt man den gegenwärtigen Moment bewusst und wertfrei wahr.

Die Depression ist quasi das Gegenteil des Genießens: Man nimmt das Negative stärker wahr und »schwelgt« in der Trostlosigkeit des Lebens. Einer Klientin von mir, die zu ihrem ersten bewussten Genießen in den Park ging, passierte das auf lustige Weise. Fest entschlossen, alle Gerüche der Natur zu genießen, atmete sie tief durch – und kam in den Genuss der Düfte eines Hundehaufens.

Wenn Sie das Genießen erst einmal geübt haben, steht Ihnen eine der wirkungsvollsten Techniken der Positiven Psychologie zur Verfügung. Indem ich lernte, das Positive zu genießen, beachtete ich das Negative immer weniger. Meine Heilung von der Depression begann. Beim Genießen spielen unsere fünf Sinne eine wesentliche Rolle. Arbeiten Sie mit den Sinnen, die Sie am meisten ansprechen.

- Manche Menschen sind visuelle Personen und **sehen** sich gerne etwas Schönes an, etwa ein Kunstwerk oder ein Naturwunder.
- Andere **hören** gerne Klänge und genießen gute Musik, das Singen in einem Chor, Vogelstimmen oder auch das Geräusch des Regens, der gegen das Fenster prasselt, während sie es sich zu Hause gemütlich machen.
- Wer einen guten **Geruchssin**n hat, freut sich über die wunderbaren Düfte der Natur, vom Blüten- bis zum Kräuterduft, aber auch über Parfums und duftende Kosmetik. Wenn ich Eau de Cologne rieche, denke ich sofort an die schönen Zeiten, die ich mit meiner Großmutter verbracht habe.
- Menschen mit sensiblem **Tastsinn** lieben vielleicht Umarmungen, eine wohltuende Massage oder ein entspannendes Bad.
- Und zu guter Letzt gibt es noch die köstliche Welt des **Geschmacks**. Ich mag am liebsten den würzigen Geschmack von Satay, cremigen Brie, reife Mangos, säuerliche Himbeeren und die elegante Frische eines Sauvignon blanc. Und noch vieles mehr!

Was genießen Sie am liebsten? Schreiben Sie zu allen Sinnen ein paar Beispiele auf – was Sie am liebsten sehen, hören, riechen, fühlen und schmecken. Hier noch einige Anregungen, die Sie um Ihre eigenen Ideen ergänzen können:

 Was genießen Sie am liebsten?

Genießen Sie den **Anblick** ... der Natur, der Morgen- und der Abenddämmerung, des wechselnden Farbenspiels der Jahreszeiten, von Blumen, Bäumen, Kieselsteinen am Strand, eines Kunstwerks, Ihrer Lieblingsfarbe in allen Schattierungen, der vielen Farben in Mosaiken und Buntglasfenstern, von pastellfarbenen Häusern.

Genießen Sie den **Klang** ... von Musik, Ihrer liebsten Radiosendung, des Meeres, des Regens, der Vögel, von Glocken, des Lachens, einer wohlklingenden Sprache.

Genießen Sie den **Duft** ... von Blumen, Gräsern, Parfums und Bodylotions, Sonnencreme, Duftkerzen, ätherischen Ölen, frischen Backwaren, gegrilltem Fleisch.

Genießen Sie das **Gefühl** ... barfuß im Gras zu laufen, einer Massage, des Fells eines Tieres, kühler Marmorfliesen, der Sonne auf Ihrer Haut, einer flauschigen Wärmeflasche.

Genießen Sie den **Geschmack** ... Ihrer Lieblingsspeisen.

Und jetzt sind Sie an der Reihe:

_____

_____

_____

_____

Genießen lernen

Das Genießen ist ein bewusster Ablauf, es geschieht nicht einfach so. Sie müssen es aktiv praktizieren, aber die Mühe lohnt sich. Je öfter Sie bewusst genießen, desto häufiger werden Sie positive Gefühle empfinden und Ihre Glücksfähigkeiten entwickeln. Zum Genießen gehören vier wesentliche Schritte – und eine gewisse Ungezwungenheit. Es ist nicht schlimm, wenn es Ihnen nicht sofort gelingt.

 4 Schritte zum Genuss
- Kosten Sie das Erlebnis bedächtig und möglichst lange aus.
- Widmen Sie ihm Ihre gesamte Aufmerksamkeit.
- Nehmen Sie es mit allen Sinnen wahr.
- Denken Sie an den Ursprung Ihres Genusses.

Langsamkeit ist wichtig. Wenn wir unser Leben langsamer angehen, wachsen Glück und Gesundheit. Gerade in der Hektik des 21. Jahrhunderts, mit Fast Food, Sofortnachrichten, Speed Dating usw., ist es wichtig, sich Zeit zum Genießen zu nehmen.

Zu meinen Workshops bringe ich zum Üben eine Schale voller erlesener Früchte und Schokotrüffel mit. Eine Erdbeere, die man doppelt so langsam, aber mit der doppelten Aufmerksamkeit isst, schmeckt unendlich viel besser. Der Einsatz der Sinne verstärkt das Erlebnis: Beachten Sie die leuchtend rote Farbe der Erdbeere, ihren zarten Duft, die Konsistenz im Mund und den süßen Geschmack.

Verkörpert wird das Genießen im Slow Movement, in der Kunst der Entschleunigung, ein kultureller Trend zu mehr Langsamkeit im Leben, um dessen Freuden bewusster wahrzunehmen.[35] Ein bekanntes Beispiel ist das »Slow Food«, also das bewusst langsame, genussvolle Essen, am besten in netter Gesellschaft, und die Verwendung regionaler Lebensmittel (etwa der Kirschen von meinem Baum). Auch beim

Kochen lässt man sich dabei Zeit – so können die Aromen besser durchziehen.[36]

In anderen Lebensbereichen sorgt die Entschleunigung ebenfalls für mehr Genuss:

Slow Travel: das bewusste Genießen einer Reise, mit Kontakt zu fremden Menschen und Kulturen, statt nur das Abhaken von Sehenswürdigkeiten auf einer Liste.

Slow Parenting: Kindern genügend Zeit zum Spielen und Kindsein lassen, statt sie schon früh durch schulische und andere Aktivitäten unter Leistungsdruck zu setzen

Slow Cities: Städte, die mit Grünflächen und Fußgängerzonen die Lebensqualität der Bürger verbessern wollen.

Slow Sex: Genießen der Intimität durch Langsamkeit. Den Rest überlasse ich Ihrer Fantasie.

Auf der Suche nach dem Genuss

Zu den vier Schritten des Genießens gehört auch, dass Sie an den Ursprung des Genusses denken. Wenn Sie eine Erdbeere genießen, denken Sie vielleicht an einen Sommerurlaub, an Erdbeeren mit Sahne, an ein Tennismatch, an selbstgemachte Marmelade usw. Dabei können Sie sich fragen: »Was ist daran so schön?« Oder wenn Sie in Erinnerungen schwelgen: »Was war daran so schön?« Oder: »Was schätze ich daran?« Aber machen Sie nicht den gleichen Fehler wie ich. Mitten in einem schönen Moment fragte ich mich oft: »Bin ich denn glücklich?« Und sofort war alle Freude verpufft. Analysieren Sie die Situation also nicht zu sehr. Reflektieren Sie und saugen Sie alle Eindrücke auf, aber werten Sie nicht. Darum sind die Sinne so wichtig: Sie lenken Ihre Aufmerksamkeit auf den gegenwärtigen Moment.

Wie schnell man sich die Freude verderben kann, zeigte ein Experiment, bei dem man drei Gruppen ein Stück klassische Musik vorspielte.[37] Die erste Gruppe lauschte einfach der Musik. Der zweiten sagte man, die Hörer sollen versuchen, sich in eine möglichst freudige Stimmung zu versetzen. Die dritte Gruppe bekam eine verschiebbare Skala, auf der die Teilnehmer während des Hörens ihren Grad der Freude in jedem Moment anzeigen konnten. Was glauben Sie, welche Gruppe den größten Spaß hatte?

Es war die erste Gruppe, die einfach nur die Musik hörte. In der zweiten und dritten Gruppe war die Freude geschmälert gewesen. Wenn man positive Gefühle zu sehr analysiert, statt sie einfach zu erleben, stört man den Genuss.

Stolz Sein genießen

Art des Genießens	Stolz Sein
Wie sieht das aus?	sich im Erfolg sonnen, wenn etwas, das man getan hat, anerkannt, bewundert oder geschätzt wurde
Schwerpunkt	im Inneren
Erfahrung	Besinnung
Beispiele	sich in Lob, Erfolg oder Ruhm sonnen; das Gefühl der Anerkennung für eine Leistung
Ergebnis	Stolz (im positiven Sinne des Erkennens der eigenen Leistung)

Schwelgen genießen

Art des Genießens	Schwelgen
Wie sieht das aus?	körperliche und sinnliche Freuden auskosten
Schwerpunkt	im Inneren
Erfahrung	den Körper intensiv spüren
Beispiel	ein entspannendes Bad nehmen, in der Sonne liegen, sexuelle Intimität, eine Massage, ein Sternemenü, edler Wein, barfuß im Gras laufen, sich verwöhnen, einfach mal nichts tun
Ergebnis	körperliches Wohlfühlen

Staunen genießen

Art des Genießens	Staunen
Wie sieht das aus?	Bewunderung und Ehrfurcht für etwas empfinden oder sich mit einer höheren Instanz verbunden fühlen
Schwerpunkt	im Äußeren
Erfahrung	die Größe und Erhabenheit von etwas Beeindruckendem spüren
Beispiele	Staunen über die Natur, das Universum, Gott, eine höhere Macht, einen Menschen, Wissenschaft, Technik, Musik, eine Errungenschaft
Ergebnis	Ehrfurcht, Staunen

Danken genießen

Art des Genießens	Danken
Wie sieht das aus?	Über das Glück im Leben nachdenken und für die Quelle dieser Positivität tiefe Dankbarkeit empfinden
Schwerpunkt	im Äußeren
Erfahrung	Besinnung
Beispiele	an ein glückliches Erlebnis denken, dem Schicksal trotzen; einem Unfall entgehen oder eine lebensbedrohliche Krankheit überstehen
Ergebnis	Dankbarkeit
Basierend auf Bryant und Veroff	

Strategien des Genießens

Zwei Experten auf dem Gebiet sind die amerikanischen Psychologen Fred Bryant und Joseph Veroff, die in ihrem Buch *Savoring*[38] einige Strategien für das intensivere und längere Auskosten eines positiven Erlebnisses beschreiben.

Bryant und Veroff haben das Genießen in vier unterschiedliche Varianten unterteilt: stolz sein, schwelgen, staunen und danken. Wir haben sie in den vorigen Kapiteln bereits kennengelernt. Auch die Wertschätzung in Beziehungen ist eine Form des Genießens (mehr dazu in Kapitel 9: Positive Beziehungen, S. 141).

Ein depressiver Mensch muss das Genießen wieder ganz neu erlernen. Erlauben Sie sich, stolz zu sein, zu staunen und zu schwelgen. Fragen Sie sich nicht, ob es angemessen ist. Wie immer kommt es auf Ausgewogenheit an, denn jede Form des Genießens kann im Übermaß auch Nachteile haben. Zu großer Stolz kann in Arroganz umschlagen und aus exzessivem Schwelgen wird vielleicht Maßlosigkeit.

Mit Genuss zum Erfolg

Beim Genießen geht es darum, sich Zeit zu nehmen und die Sinne zu aktivieren. Damit das funktioniert, müssen einige Voraussetzungen gegeben sein: Sie müssen in der Lage sein, Ihre Sorgen und Probleme für einen Moment auszublenden, und Sie müssen sich ganz auf das Erlebnis konzentrieren können. Dabei hilft Ihnen die Achtsamkeit (siehe Kapitel 6, S. 94). Multitasking bringt Ihnen hier nichts – Ihre Aufmerksamkeit muss voll und ganz bei der Sache sein. Das hilft auch gegen Stress. Ich war die Meisterin des Multitasking, bis ich in eine Midlife-Depression verfiel. Heute spaziere ich regelmäßig ganz gemütlich durch den Park und halte inne, um an den Blumen zu riechen, einen Lavendelzweig zu pflücken oder den Laubwechsel der Bäume zu bewundern. So eine Pause inmitten eines hektischen Tages hat viele Vorteile – sie beruhigt mich und gibt mir mentale Klarheit, sodass ich mich wieder mit neuer Energie meiner Arbeit widmen kann. Das ist eine Win-win-Situation: Die Pause gibt mir Zeit zum Genießen, was mich im Anschluss produktiver macht.

Das Genießen erzeugt positive Gefühle und positive Gefühle erweitern unseren Denkhorizont, machen uns innovativer und flexibler. Damit haben Sie einen guten Grund für eine Genuss-Pause – sie hilft Ihnen, besser zu denken!

Noch wirkungsvoller genießen wir, wenn wir das Vergnügen mit anderen teilen und auf vielerlei Arten genießen. Die Gesellschaft anderer, gutgelaunter Menschen hilft dabei, sich der Freude zu öffnen und neue Aspekte davon zu entdecken. Eine gemeinsame Erfahrung verbindet Menschen und stärkt Beziehungen. Und es ist nicht nur die

Erfahrung selbst, die positiv wirkt. Es ist auch ein Genuss, andere dabei zu beobachten, wie sie Spaß haben.

Besonders für extravertierte Menschen ist das gemeinsame Genießen eine sinnvolle Strategie. Falls Sie introvertiert veranlagt sind, haben Sie vielleicht mehr Freude alleine, etwa mit einem spannenden Buch. Achten Sie bewusst auf bestimmte Eindrücke (etwa die duftenden Blumen am Straßenrand) und ignorieren Sie andere (die Autos), um noch tiefer in das Erlebnis einzutauchen. Sie können die positive Erfahrung auch in einer inneren Momentaufnahme festhalten, um eine Erinnerung zu bilden. Das hatte ich auf meiner ersten Reise nach Sydney gemacht. Ich kam mit der Fähre im Hafen an und sah die Oper auf der einen Seite, die Harbour Bridge auf der anderen Seite. Ich tauchte in den Moment ein, saugte jedes Detail auf – ich staunte über die kunstvoll gebaute Brücke, bewunderte die Muschelform der Oper und dachte daran, was für ein Wahrzeichen der Südhalbkugel sie doch war.

Ein positives Erlebnis kann man aber auch mit Überschwang und Ausdruckskraft genießen: jauchzen Sie, boxen Sie in die Luft, hüpfen Sie auf und ab, machen Sie einen Freudentanz. Klopfen Sie sich selbst auf die Schulter, wenn Ihnen etwas gelungen ist, und stellen Sie sich vor, wie sich die anderen darüber freuen werden. Es mag sich komisch anfühlen, sich selbst übermäßig zu loben, und ist nicht in allen Situationen angemessen. Aber das offene Ausdrücken positiver Gefühle kann diese verstärken, darum ist es einen Versuch wert.

Die Häufigkeit der positiven Gefühle trägt mehr zum Glück bei als deren Intensität.[39] Genießen Sie daher so oft wie möglich. Nutzen Sie auch im Alltag jede Gelegenheit. Genießen bedeutet meist das Reagieren auf ein Erlebnis, aber im Folgenden finden Sie einige Ideen, wie Sie den Genuss selbst herbeiführen können. Beginnen wir mit einer einfachen Übung.

Tägliches Genießen

Nehmen Sie sich einmal am Tag Zeit, um etwas zu genießen, was Sie normalerweise schnell hinter sich bringen würden – etwa das Essen, einen Fußweg oder das Duschen. Schreiben Sie danach auf, was Sie gemacht haben, was Sie dabei anders als sonst gemacht haben und wie sich die Aktivität im Vergleich zu sonst angefühlt hat.

Basierend auf der Positiven Psychotherapie[40]

Der Genuss-Plan

- Planen Sie Ihre Woche so, dass Sie mindestens 20 Minuten täglich Zeit zum Genießen haben.
- Wählen Sie Aktivitäten, auf die Sie sich freuen. Sorgen Sie für Abwechslung in Ihrem Plan.
- Planen Sie nach jedem Genießen die Aktivität für den folgenden Tag, um Vorfreude aufzubauen.
- Denken Sie jeden Abend an das Genuss-Erlebnis des Tages zurück und lassen Sie die positiven Gefühle noch einmal Revue passieren.
- Denken Sie am Ende der Woche noch einmal an alle sieben Erlebnisse. Tauchen die positiven Gefühle wieder auf? Wie fühlten Sie sich normalerweise?
- Sie können sich auch eine »Playlist« erstellen (siehe Kapitel 3, S. 57) und jeden Tag davon eine Aktivität zum Genießen auswählen.

Basierend auf Bryant und Veroff

Bitte lächeln!

Dank Smartphones und Digitalkameras können wir heute von jedem wichtigen Erlebnis sofort und einfach ein Foto schießen. Denken Sie aber nicht über die richtige Kameraeinstellung nach, sondern genießen Sie das Erlebnis selbst. Schauen Sie sich Ihre Fotos von Zeit zu Zeit an und genießen Sie die Erinnerungen. Sie können die Bilder auch in einem sozialen Netzwerk mit anderen teilen. Oder machen Sie jeden Tag oder jeden ersten Tag im Monat ein Foto, um ein ganzes Jahr zum Genießen festzuhalten.

Die moderne Technik ist ein wertvoller Helfer beim Genießen. Ein Smartphone, mit dem ich schöne Momente festhalten kann, ist für mich unverzichtbar. Ich fülle ganze Ordner mit Erinnerungen und verwende die Fotos als Hintergrundbilder. Die Fotos erinnern mich an freudige Momente, die ich sonst vielleicht vergessen würde. Studien haben gezeigt, dass unsere momentanen Erinnerungen zu unserer Stimmung passen. Eine schlechte Stimmung ruft also negative Erinnerungen hervor. Da eine Depression die positiven Erinnerungen unterdrückt, dienen Schnappschüsse, die Sie schnell mit Ihrem Smartphone machen können, als Beweise für die schönen Momente im Leben.

Vergangenheit und Zukunft genießen

Natürlich sollten wir den Moment genießen. Aber auch Vergangenheit und Zukunft bringen Möglichkeiten des Genusses. Sie können auch in Erinnerungen schwelgen oder die Vorfreude auf die Zukunft auskosten.

Die Vergangenheit genießen

Positive Reminiszenz ist das Genießen schöner Momente aus der Vergangenheit. Das kann sich vorteilhaft auf die Gegenwart auswirken, das Glückslevel steigern und emotionalen Stress mindern. Diese Bewältigungsstrategie hilft Menschen, sich besser zu fühlen, ihre Sorgen zu vergessen sowie neue Einsichten in ihre Probleme zu gewinnen. Die positive Reminiszenz erinnert Sie an Ihre Stärken und Fähigkeiten und macht Sie robust genug, um die Gegenwart zu bewältigen. Wird sie jedoch als reine Flucht vor dem Alltag eingesetzt, besteht die Gefahr, dass man die Vergangenheit glorifiziert und die Gegenwart als noch belastender empfindet.

Ein Auslöser oder ein Gegenstand kann positive Erinnerungen wecken. Sie könnten zum Beispiel ein bestimmtes mentales Bild mit der Erinnerung verknüpfen, das Erlebnis in all seinen Details durchgehen, jemandem die Geschichte dazu erzählen oder Andenken betrachten oder Musik hören, die Sie an das Erlebnis erinnern.

Auch hierbei sind die Sinne wichtig, wie es schon der französische Schriftsteller Marcel Proust in seinem Romanzyklus *Auf der Suche nach der verlorenen Zeit* beschrieb. Im ersten Band isst der Protagonist eine Madeleine, ein kleines Feingebäck, das ihn an seine Kindheit erinnert, und das sinnliche Vergnügen reißt ihn aus der Trübsal der Gegenwart. Auf ähnliche Weise gelang es auch Prousts Landsmann Albert Camus, aus positiven Erinnerungen zu schöpfen: »Mitten im tiefsten Winter erkannte ich, dass in mir ein unbezwingbarer Sommer wohnt.«

Besonders für ältere Menschen kann die positive Reminiszenz äußerst hilfreich sein. Für sie birgt die Vergangenheit einen reicheren Sinnesschatz als die Gegenwart. Ein therapeutischer Lebensrückblick kann ihnen zum Beispiel das Gefühl geben, viel erreicht zu haben. Es wurde nachgewiesen, dass positive Reminiszenz das Wohlbefinden und Selbstwertgefühl älterer Menschen fördert. In meiner früheren Arbeit als Sozialhistorikerin befragte ich viele ältere Menschen und fand heraus, dass jene Senioren, die aktiv in Erinnerungen schwelgten, zu den

Glücklichsten und Lebhaftesten der Befragten gehörten. Das wurde auch in Studien zum Thema Zeitperspektive belegt.[41] Menschen mit einer eher positiven Vergangenheitsperspektive, die ihre Vergangenheit als angenehm und erfüllt betrachten, sind selbstbewusster und glücklicher.

Reminiszenz wird auch als Therapieform eingesetzt und verbindet Familien, Generationen und Gemeinschaften. Ich erlebte, wie sie ältere Menschen, die Erinnerungen an eine bestimmte Zeit teilen, einander näherbrachte. Hier ist noch eine Übung, mit der auch Sie Ihre positiven Erinnerungen wecken können.

 Eine schöne Erinnerung genießen

Erstellen Sie eine Liste Ihrer schönsten Erinnerungen, zum Beispiel aus einer besonders tollen Zeit in Ihrem Leben. Das kann Ihre Studentenzeit, Ihr schönster Urlaub, eine große Liebe, die Geburt eines Kindes, ein beruflicher Erfolg, eine Bergbesteigung usw. sein.

Suchen Sie sich dann Erinnerungen aus und schwelgen Sie darin. Entspannen Sie sich, setzen oder legen Sie sich bequem hin, atmen Sie tief ein, schließen Sie Ihre Augen und rufen Sie sich die Erinnerung ins Gedächtnis. Stellen Sie sich das Erlebnis mit all seinen Facetten vor und lassen Sie die Eindrücke in sich aufsteigen. Erinnern Sie sich an die Menschen, die dabei waren, an ihre Gesichter, an Gesagtes, an die Umgebung, die Farben, die Temperatur, das Ambiente und an die Gefühle, die Sie damals empfanden. Erinnern Sie sich an das, was an diesem Erlebnis so schön war.

Diese Übung kann auch im Co-Coaching eingesetzt werden. Dabei erinnert sich eine Person, während eine andere Person die Coaching-Rolle übernimmt und Fragen stellt: »Was war daran positiv?« Falls Sie gerne schreiben, können Sie Ihr Erlebnis auch als anschauliche Geschichte mit vielen Details niederschreiben.

Basierend auf Bryant, Smart und King[42]

Die Zukunft genießen

Wer unter Depressionen leidet, kann sich eine schöne Zukunft meist kaum vorstellen. Aber es lohnt sich, es zu versuchen. Wenn es etwas gibt, worauf Sie sich freuen können, entwickeln Sie positive Gefühle in Bezug auf die Zukunft. Es motiviert Sie, diese Zukunft herbeizuführen. Es ist ein Funke Hoffnung. Zu leicht glaubt man, dass es nichts gibt, worauf man sich freuen kann. Darum hilft es, alle anstehenden positiven Dinge aufzuschreiben, auch wenn Sie sich nicht dafür begeistern können. Die Liste sammelt Beweise dafür, dass es in der Zukunft auch positive Ereignisse geben wird.

In depressiven Phasen schrieb ich solche Listen in mein Tagebuch. Oft waren es Kleinigkeiten, etwa ein Treffen mit einer Freundin oder dass es bald Sommer war. Wenn Ihnen absolut nichts einfällt, planen Sie etwas Schönes – ein Treffen, einen Spaziergang oder einen Ausflug.

Erlauben Sie sich, an etwas Zukünftiges zu denken. Visualisierung wird in der Positiven Psychologie häufig eingesetzt, um Ziele zu setzen und Optimismus zu entwickeln. Es hat Vor- und Nachteile, etwas noch Unbekanntes zu genießen, denn Sie wissen nicht, wie das Erlebnis genau ablaufen wird. Dafür können Sie es sich so ausmalen, wie Sie es gerne hätten, oder sich an der Vergangenheit orientieren. Wenn Sie das letzte Treffen mit einer Freundin positiv in Erinnerung haben, stellen Sie sich auch das nächste Treffen so vor und genießen Sie die Vorfreude.

Zwei Fragen können Ihnen das Genießen der Zukunft erleichtern:

- Was finde ich daran gut?
- Worauf freue ich mich?

Vielen Menschen fällt es schwer, die Zukunft zu genießen, auch wenn sie keine Depressionen haben. Probieren Sie es einfach aus und schauen Sie, was geschieht.

Das Genießen gehört zu den Eckpfeilern der Positiven Psychologie und es lohnt sich, es zu beherrschen. Beim Genießen nehmen Sie alles Angenehme noch umfassender und tiefer wahr.

Kapitel 6: Meditation –
Der achtsame Weg

- Worum geht es? Die Achtsamkeit ist eine Form der Meditation. Man lenkt seine Aufmerksamkeit auf ganz bestimmte Weise, und zwar bewusst, gegenwärtig und ohne zu werten.
- Anders gesagt: Das Gehirn wird darauf trainiert, das innere und äußere Geschehen zu beachten, präsent zu sein und neutral zu beobachten.
- Einsatzgebiete: Entspannung, Heilung von Depressionen und Ängsten, positive Gefühle
- Dazu passt auch: Genießen (siehe Kapitel 5, S. 71) und Vitalität (siehe Kapitel 10, S. 155).

In Asien gehört Meditation schon seit Tausenden von Jahren zur spirituellen Praxis. Im Westen wurde sie oft als reine Entspannungsmethode eingesetzt, aber mittlerweile entdeckt die Wissenschaft auch ihren Nutzen für die psychische Gesundheit, vor allem bei der Behandlung von Depressionen und Ängsten. Erstmals überzeugt hat mich die Meditation als Strategie zur Stimmungsaufhellung in einer neurowissenschaftlichen Studie, die zeigte, dass regelmäßiges Praktizieren der Achtsamkeitsmeditation den linken präfrontalen Kortex aktiviert – also die Gehirnregion, die mit positiven Gefühlen assoziiert wird.[43] Anscheinend fördert regelmäßiges Meditieren die Fähigkeit, glücklich zu sein.

Tendenz nach links

Prof. Richard Davis ist ein Neurowissenschaftler an der Universität von Wisconsin, bekannt für seine Studien zu den Auswirkungen von Meditation auf das Gehirn. Seinen Erkenntnissen zufolge wird die Stimmung in der linken und der rechten Gehirnseite unterschiedlich reguliert. Wenn Menschen emotional gestresst sind – ängstlich, depressiv, wütend –, sind vorwiegend die Bereiche um die Amygdala (das mandelförmige Angstzentrum) und der rechte präfrontale Kortex aktiv. Bei gutgelaunten Menschen sind diese Regionen ruhig, dafür weist der linke präfrontale Kortex eine gesteigerte Aktivität auf.

Davidson fand heraus, dass man den Gemütszustand eines Menschen rasch bestimmen kann, indem man die Aktivität in den linken und rechten präfrontalen Bereichen analysiert. Je stärker sich diese Aktivität auf der rechten Seite abspielt, desto unglücklicher ist der Mensch in der Regel. Findet mehr Aktivität auf der linken Seite statt, ist der Mensch glücklicher. Davidson hat viele Gehirnscans gemacht, unter anderem bei buddhistischen Mönchen (die ein Leben lang meditieren), und fand dabei heraus, dass bei jenen Menschen, die regelmäßig meditierten, eine viel stärkere Aktivität der linken Seite vorlag.

Das ist Musik in den Ohren aller Menschen, die unter chronischen Stimmungstiefs leiden. Es gibt eine Möglichkeit, diesen »Muskel« für Freude, Liebe, Zufriedenheit und andere positive Gefühle zu trainieren. Ich musste das Experiment selbst machen und praktizierte die Achtsamkeitsmeditation acht Wochen lang jeden Tag. Und ja, sie funktionierte. Ich empfand mehr positive Gefühle, die aber subtiler waren als die ekstatischen Gipfel der Glückseligkeit. Hätte ich kein Stimmungstagebuch geführt, wären sie mir vielleicht gar nicht aufgefallen. Aber ich fühlte mich tatsächlich entspannter und weniger ängstlich.

Nach vielen Jahren voller Stress war das eine freudige Abwechslung und ein Wendepunkt in meinem Leben. Zuvor hatte ich gedacht, dass ich einfach nicht fähig sei, glücklich zu sein. Nun erkannte ich, dass mich der Stress überwältigt hatte. Die Meditation beruhigte endlich meine unablässig kreisenden Gedanken, sodass ich das Schöne im Leben leichter wahrnehmen konnte. Ich konnte auch besser genießen. Als ich eines Abends zu Besuch bei einer Freundin war, kam ihr Kater von draußen herein. Ich streichelte ihn und verfiel in Begeisterungsstürme über sein kühles Fell!

Die Meditation besteht aus zwei wesentlichen Elementen, Konzentration und Achtsamkeit, die häufig miteinander kombiniert werden. Bei der Konzentration richtet man seine Aufmerksamkeit auf ein Objekt und lenkt sie immer wieder darauf zurück, wenn die Gedanken ab-

Vorteile der Meditation

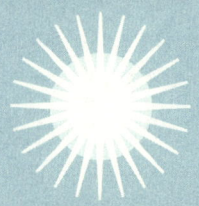 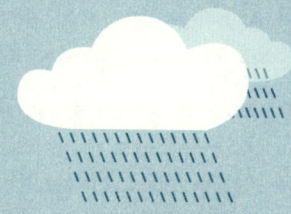

MEHR

✓ positive Gefühle

✓ Glück

✓ Resilienz

✓ Stressresistenz

✓ Entspannung

✓ Zufriedenheit mit dem Leben

✓ Energie

✓ Offenheit

✓ Selbstwertgefühl

✓ Selbstakzeptanz

✓ Selbstverwirklichung

✓ Kreativität

✓ Begeisterung

✓ Lernfähigkeit

✓ Vertrauen

✓ Selbstbeherrschung

✓ Mitgefühl

✓ Spiritualität

WENIGER

✗ Depression

✗ Stress

✗ Angst

✗ Einsamkeit

✗ Feindseligkeit

✗ Neurotizismus

✗ Schmerzen

✗ Beziehungsprobleme

✗ Unzufriedenheit mit
  dem eigenen Aussehen

schweifen. Das Objekt kann eine Kerzenflamme, Ihr Atem oder ein Mantra sein. Es ist normal, dass die Gedanken abschweifen, darum lenken Sie sie sanft immer wieder auf das Objekt zurück.

Achtsamkeitsmeditation

Achtsamkeit ist anders. Man konzentriert sich auf nichts Bestimmtes, sondern nimmt das eigene Erleben im gegenwärtigen Moment bewusst wahr. Wenn Sie also gerade Rückenschmerzen haben, nehmen Sie diese Schmerzen wahr. Sie konzentrieren sich nicht darauf, Sie nehmen sie einfach nur wahr und akzeptieren sie. Achtsamkeit bedeutet Bewusstmachung und Aufmerksamkeit. Sie sind völlig im Hier und Jetzt präsent, erleben den Moment und sind mit jedem Aspekt Ihres Erlebens verbunden. Sie nehmen das Zusammenspiel von Körper und Geist bewusst wahr. Das Gegenteil davon ist die Achtlosigkeit – dann fühlen Sie sich fremdgesteuert und abgestumpft, auf die Vergangenheit fixiert oder in Angst vor der Zukunft. Wenn Sie achtlos durch das Leben irren, reagieren Sie roboterhaft auf Menschen und Situationen und pflegen schlechte Gewohnheiten – Sie stopfen wahllos Essen in sich hinein oder gammeln stundenlang vor dem Fernseher herum. Solche achtlosen Gewohnheiten bringen uns oft von unserem Weg zum Wohlbefinden ab.

Die Achtsamkeitsmeditation ist mittlerweile zur Behandlung von Depressionen anerkannt. Sie schützt auch vor Rückfällen. Besonders gut wirkt sie gegen Stress, der negative Verbindungen im Gehirn verstärkt und positive Verbindungen schwächt, was zu Burnout führt. Sie kann die Auswirkungen von chronischem Stress umkehren. Das Verankern im gegenwärtigen Moment schützt vor Stressfaktoren aus der Vergangenheit, die Depressionen verursachen können, sowie vor Zukunftsstress, der Ängste auslösen kann. Achtsamkeit hilft Ihnen, auf Stresssituationen bewusst zu reagieren, statt in eine unbewusste Vermeidungsreaktion zurückzufallen.

Achtsamkeit ...

- hilft uns, die Welt unmittelbar und ohne dem ständigen Geschnatter unserer Gedanken zu erleben.
- hilft uns, Gedanken als mentale Ereignisse zu betrachten, die ähnlich wie Wolken auftauchen und wieder abziehen und die nicht unbedingt die Wahrheit widerspiegeln.
- hilft uns, in der Gegenwart zu leben, statt der Vergangenheit nachzuhängen oder uns Sorgen über die Zukunft zu machen.
- hilft uns, bewusster zu werden, sodass wir uns nicht mehr wie ferngesteuert fühlen.
- hilft uns, die Abwärtsspirale in die Depression aufzuhalten.
- hält uns davon ab, unser Leben in eine bestimmte Vorstellung zu zwängen, und hilft uns, unser tatsächliches Leben zu akzeptieren.

Für den buddhistischen Mönch und Autor Thich Nhat Hanh bedeutet Achtsamkeit, unangenehme Gefühle nicht verdrängen zu wollen, sondern stattdessen viel wirkungsvoller die Aufmerksamkeit auf den Atem zu lenken, die negativen Gefühle zu beobachten und sie zu benennen, etwa als Sorge oder Angst. Dadurch können wir sie leichter erkennen und genauer bestimmen.[44] Statt negative Gedanken oder Gefühle zu analysieren und zu versuchen, sie zu unterdrücken, animiert uns die Achtsamkeit, sie zu beobachten und anzunehmen. Versucht man, ein unerwünschtes mentales Ereignis zu vermeiden oder dessen Auswirkungen zu mindern, kann es paradoxerweise erst recht bestehen bleiben. Wenn wir es annehmen, statt es abzulehnen, verschwindet es oft von ganz allein, während verdrängte Gefühle immer wieder auftauchen. Umgekehrt ist es ähnlich: Wenn wir nicht versuchen, positive Gefühle zu erzwingen, erscheinen sie eher auf natürliche Weise.

Meine eigene Erfahrung bestätigt das. Als ich regelmäßige Pausen machte, um zu meditieren, und akzeptierte, nicht auf alles einen Einfluss zu haben, erlebte ich die vielen Vorteile und unerwarteten positiven Ergebnisse. Das zeigte mir, dass sich das Meditieren lohnt.

Die Achtsamkeitsmeditation hilft bei zwei wesentlichen Merkmalen der Depression – bei emotionaler Reaktivität und Grübelzwang. Sie macht uns unsere emotionalen und gedanklichen Muster bewusst, sodass wir Abstand gewinnen und mit unseren Gefühlen besser umgehen können. Dadurch reagieren wir weniger empfindlich auf Stressauslöser. Auf belastende Situationen antworten viele Menschen mit einer Standardreaktion, die das Erlebte als bedrohlich und unkontrollierbar interpretiert. Gelingt es uns jedoch, innezuhalten, können wir bewusst handeln, statt nur auf den Stress zu reagieren. Durch Meditation können wir eine gewisse Distanz entwickeln und die Gesamtsituation besser überblicken. Das ermöglicht uns, flexibler zu handeln. Achtsamkeit unterbricht auch das unablässige Grübeln, das uns so oft die Stimmung vermiest, uns aufwühlt oder uns Stress beschert.

Die Neurowissenschaft bestätigt die vielen Vorteile der Achtsamkeitsmeditation, unter anderem ihre beruhigende Wirkung bei Ängsten und negativen Gefühlen.[45] Menschen, die ein Achtsamkeitstraining absolvieren, weisen danach eine verstärkte Aktivität in jenen Gehirnregionen auf, die für positive Gefühle zuständig sind. Also in den Regionen, die bei depressiven Menschen wenig aktiv sind. Das heißt, je häufiger Sie die Achtsamkeitsmeditation praktizieren, desto stärker entwickelt sich Ihre Fähigkeit, positive Gefühle und Glück zu empfinden. Die bekanntesten Programme für Depressionen sind die **achtsamkeitsbasierte Stressreduktion (MBSR)** und die **achtsamkeitsbasierte kognitive Therapie (MBCT)**. Aber auch andere Therapien, etwa die Akzeptanz- und Commitment-Therapie (ACT) oder die Dialektisch-Behaviorale Therapie (DBT), enthalten Elemente der Achtsamkeit.

Achtsamkeitsbasierte Stressreduktion (MBSR)

Jon Kabat-Zinn war es, der in den späten 1970er-Jahren die achtsamkeitsbasierte Stressreduktion (MBSR)[46] an der medizinischen Fakultät der Universität von Massachusetts entwickelte. Das MBSR-Programm besteht aus acht Sitzungen, die Meditation und Yoga-Praktiken miteinander kombinieren. Man erprobte es bereits an Zehntausenden von Krankenhauspatienten mit den verschiedensten psychischen und körperlichen Krankheiten – unter anderem generalisierten Angststörungen, chronischen Schmerzen, Krebs, Fibromyalgie und multipler Sklerose. Bei der Behandlung von Ängsten und Depressionen zeigt es schon lange Erfolg[47] und wird mittlerweile auch außerhalb des klinischen Umfelds eingesetzt. Im Internet finden Sie bestimmt auch ein MBSR-Programm in Ihrer Nähe.

Achtsamkeitsbasierte kognitive Therapie (MBCT)

Die achtsamkeitsbasierte kognitive Therapie (MBCT)[48] kombiniert die achtsamkeitsbasierte Stressreduktion (MBSR) mit der kognitiven Verhaltenstherapie (KVT). Im Unterschied zur KVT geht es bei der Achtsamkeit darum, die eigenen Gedanken wertfrei anzunehmen, statt sie kritisch zu hinterfragen. Es geht nicht um ein bestimmtes Ergebnis, sondern nur darum, achtsam zu sein und zu beobachten, was passiert.

MBCT wurde in den 1990er-Jahren entwickelt. Die Therapie half Menschen, die unter wiederkehrenden depressiven Episoden litten, Distanz zu ihren negativen Gedanken zu gewinnen. Beim zwanghaften Grübeln spult das Gehirn immer wieder und wieder die gleichen negativen Denkmuster ab, wodurch man erneut in Depressionen verfallen kann. Selbst ein geringer Anstieg der Traurigkeit kann die neuronalen Netzwerke des depressiven Denkens wieder aktivieren. Die Achtsamkeit ist eine Möglichkeit, negative Gefühle zu erfahren, ohne dass diese Gefühle zu Depressionen führen. MBCT bringt den Betroffenen bei, sich mental gegen die Abwärtsspirale zu wappnen.

Die erfahrenen Begründer der MBSR- und MBCT-Programme haben gemeinsam ein Buch verfasst, *Der achtsame Weg durch die Depression*[49], zu dem auch eine CD mit geführten Meditationen gehört. Damit können Sie sich einen guten Einblick in die Achtsamkeitstherapien verschaffen.

Erste Schritte in die Achtsamkeit

1. Vermeiden Sie Multitasking, wann immer es möglich ist.
2. Richten Sie Ihre ganze Aufmerksamkeit auf das, was Sie gerade tun.
3. Schweifen Ihre Gedanken ab, lenken Sie sie wieder auf Ihre Aktivität.

Kabat-Zinn zufolge hilft in manchen Momenten schon ein winziges Maß an Aufmerksamkeit, um die negative Kettenreaktion zu durchbrechen. Wählen Sie für den Anfang eine alltägliche Aktivität, die Sie achtsam und bewusst ausführen möchten. Ein guter Einstieg in die Praxis ist das achtsame Spülen des Geschirrs. Sie nehmen wahr: das warme Wasser auf Ihren Händen, die wechselnde Temperatur des Wasserstrahls beim Aufdrehen des Wassers, den Duft des Spülmittels, den Rhythmus des Spülens und Stapelns der Teller, das Klappern des Bestecks, den Kontrast zwischen verschmutztem und sauberem Geschirr und das befriedigende Gefühl, wenn Sie mit dem Abwasch fertig sind. Auch andere Hausarbeiten lassen sich achtsam erledigen, aber auch das Essen, Zähneputzen, Duschen oder Autofahren. Während Sie bewusst die Signale und Empfindungen Ihres Körpers wahrnehmen, bleibt weniger Raum für das Geschnatter unserer Gedanken.

Achtsamkeitsübungen

Im Folgenden finden Sie einige der bekanntesten Achtsamkeitsübungen. Probieren Sie sie aus!

 Achtsames Atmen

1. Setzen oder legen Sie sich bequem hin. Falls Sie sitzen, achten Sie auf einen geraden Rücken und lassen Sie Ihre Schultern nach unten sinken.
2. Schließen Sie Ihre Augen.
3. Richten Sie Ihre Aufmerksamkeit auf Ihren Atem. Achten Sie darauf, wie sich das langsame Ein- und Ausatmen in Ihrem Körper anfühlt. Atmen Sie richtig: Beim Einatmen wölbt sich Ihr Bauch nach außen.
4. Achten Sie nun auf Ihren Bauch. Spüren Sie, wie er sich mit jedem Einatmen hebt und ausdehnt, bis er beim Ausatmen wieder zusammensinkt.
5. Tauchen Sie völlig in das Gefühl des Atmens ein.
6. Wenn Sie merken, dass Ihre Gedanken abschweifen, beachten Sie die Ablenkung kurz und lenken Ihre Aufmerksamkeit dann wieder auf Ihren Atem und den gegenwärtigen Moment.
7. Machen Sie diese Übung 10 Minuten lang. Wenn Sie möchten, auch länger.

Achtsamkeit für Unterwegs

Manche Menschen meditieren lieber, während sie sich bewegen, statt von der Außenwelt abgeschnitten ihren Atem zu beobachten. Achtsames Gehen ist eine Meditation für unterwegs, bei der man sein Umfeld beachtet – die Umgebung, die Elemente, die Menschen – und gleichzeitig die Erfahrung des Gehens bewusst wahrnimmt. Das Gehen lässt uns auch den Körper bewusster spüren. Machen Sie Ihre erste Übung an einem Ort mit genügend Platz, etwa in einem Park, wo Sie 15–20 Minuten lang ununterbrochen gehen können, ohne in den Verkehr zu geraten. Sie können diese Übung auch einmal barfuß ausprobieren.

1. Stehen Sie zu Beginn nur da und spüren Sie, wie Ihr Körper über Ihre Füße mit der Erde verbunden ist. Nehmen Sie den Kontakt Ihrer Füße zum Boden wahr, auch Ihre Schuhe, Socken usw. Beginnen Sie zu gehen und lassen Sie Ihre Arme dabei baumeln.
2. Gehen Sie ganz normal, aber etwas langsamer, um alles besser wahrnehmen zu können. Ihre Aufmerksamkeit bleibt bei Ihren Fußsohlen. Nehmen Sie wahr, wie Sie Ihre Füße heben und wieder auf die Erde setzen, spüren Sie die Berührung des Bodens und danach die Luft unter Ihren Füßen. Spüren Sie, wie sich der restliche Körper mit jedem Schritt mitbewegt.
3. Lenken Sie Ihre Aufmerksamkeit beim Gehen von unten nach oben durch Ihren Körper. Entspannen Sie bewusst jeden Bereich des Körpers.
4. Achten Sie darauf, welche Gefühle und Gedanken anwesend sind. Lassen Sie Gedanken, die nicht mit dem Gehen zu tun haben, einfach vorbeiziehen und richten Sie Ihre Aufmerksamkeit wieder auf das Gehen.
5. Versuchen Sie, Ihr äußeres Umfeld und Ihr Innenleben gleichermaßen wahrzunehmen.

Haben Sie erst einmal etwas Übung im achtsamen Gehen, wird jeder Fußweg im Alltag zu einer Gelegenheit, Achtsamkeit zu praktizieren.

Die Rosinen-Übung

Viele Therapeuten verwenden diese Übung, um ihren Klienten die Detailarbeit der Achtsamkeit näherzubringen. Statt Rosinen können Sie z. B. auch Trauben oder Blaubeeren nehmen.

1. Betrachten Sie die Rosine eine Minute lang. Nehmen Sie ihre Farbe und Oberflächenstruktur, dann ihren Duft wahr.
2. Nehmen Sie die Rosine dann in den Mund, aber zerkauen Sie sie nicht. Bewegen Sie sie im Mund herum und betasten Sie sie mit Ihrer Zunge.
3. Beißen Sie dann ein kleines Stück von der Rosine ab. Achten Sie darauf, wie unterschiedlich das Äußere und das Innere der Rosine schmecken und sich anfühlen.
4. Wenn Sie jeden Aspekt der Rosine wahrgenommen haben, essen Sie die Rosine langsam und achten Sie dabei auf das, was Sie schmecken und spüren.

Sie haben bestimmt schon gemerkt, dass die Achtsamkeit viel mit dem Genießen gemeinsam hat. Es gibt jedoch auch einige Unterschiede. Gefühle etwa spielen bei der Achtsamkeit nicht unbedingt eine Rolle, sind für das Genießen jedoch unverzichtbar.

 Die Body-Scan-Methode

Diese Achtsamkeitsübung hilft uns dabei, den momentanen Zustand unserer körperlichen und emotionalen Empfindungen bewusst wahrzunehmen. Der Body-Scan verankert Sie im Hier und Jetzt und hilft Ihnen, sich nach einer belastenden Situation wieder zu sammeln. Am besten legen Sie sich hin und nehmen sich genügend Zeit, um jeden Teil Ihres Körpers ganz genau wahrzunehmen. Sie können die Übung aber auch im Stehen machen. Es gibt geführte Meditationen, die Sie sich dabei anhören können, oder Sie hören dabei entspannende Musik.

1. Legen Sie sich bequem hin und schließen Sie die Augen. Achten Sie auf Ihren Atem. Spüren Sie, wo Ihr Körper das Bett oder den Boden berührt. Atmen Sie ein paar Mal tief durch, um sich zu verankern.

2. Beginnen Sie bei den Zehen eines Fußes oder am Scheitel und bewegen Sie Ihre Aufmerksamkeit den Körper hinauf oder hinab, je nach Ausgangspunkt. Spüren Sie in jeden Teil Ihres Körpers hinein – in die Knochen, Muskeln, Organe, Blutgefäße usw. Achten Sie darauf, was Sie wahrnehmen. Wo ist Ihr Körper angespannt, entspannt, warm, kalt, gefühllos, kribbelig. Richten Sie Ihre Aufmerksamkeit auf das, was Sie in diesem Moment in Ihrem Körper wahrnehmen.

3. Untersuchen Sie die Empfindungen mit einfühlsamer Neugier. Das Ziel ist nur das Wahrnehmen selbst. Sie müssen Sie sich nicht anders oder entspannter fühlen, auch wenn das ein angenehmer Nebeneffekt sein kann.

4. Gehen Sie der Reihe nach vor. Wenn Sie bei den Zehen eines Fußes beginnen, wandern Sie langsam nach oben. Achten Sie auf die Empfindungen in Ihren Füßen, Unterschenkeln, Knien, Oberschenkeln, dann geht es weiter zum Becken, zum unteren Rücken, zum Bauch, zum mittleren Rücken, zur Brust, zu den Schultern, den Armen, den Händen, zum Hals, zum Gesicht und zum Kopf. Verweilen Sie in jedem Bereich einige Minuten und spüren Sie den Empfindungen nach.

5. Wenn Ihre Gedanken abschweifen, beachten Sie die aufkommenden Gedanken und Gefühle. Bleiben Sie achtsam und lenken Sie Ihre Aufmerksamkeit wieder auf Ihren Atem und jenen Körperteil, den Sie gerade gescannt haben.

6. Fragen Sie sich nicht, ob Sie alles richtig machen oder ob »es funktioniert«. Der Scan stellt eine tiefere Verbindung zu Ihrem Körper her, sodass Sie die Zusammenhänge zwischen körperlichen Empfindungen, Gedanken und Gefühlen erkennen.

Meditation der liebenden Güte

Neben der Achtsamkeit wurde auch die Liebende-Güte-Meditation (LGM) von Psychologen auf ihren Nutzen für die psychische Gesundheit geprüft. Sie ist eine der ältesten buddhistischen Meditationen, in der es darum geht, einen Zustand der Herzlichkeit, Liebe und Güte zu entwickeln, um mitfühlender und gütiger uns und anderen gegenüber zu werden. In der buddhistischen Theorie entsteht das Glück aus dem Mitfühlen mit anderen Menschen – wenn wir das Leid und das Wohlbefinden anderer genauso ernst nehmen wie unser eigenes. Anderen zu helfen, ihre Bedürfnisse zu erfüllen, ist auch eines unserer Bedürfnisse. Wenn wir das erkennen, werden wir ein Stück weniger egoistisch und begeben uns auf den Weg zum Glück.

Die Psychologin Barbara Fredrickson, bekannt für ihre Arbeit zum Thema positive Gefühle, hat diese uralte Praktik in Experimenten untersucht. Darin lenkten die Probanden bewusst Gefühle der liebenden Güte auf sich selbst, dann auf geliebte Menschen, dann auf Bekannte, Freunde, und schließlich auf alle Lebewesen. Die Ergebnisse haben gezeigt, dass das Praktizieren der Liebenden-Güte-Meditation viele verschiedene Gefühle verstärkt – unter anderem Liebe, Freude, Dankbarkeit, Zufriedenheit, Hoffnung, Stolz, Heiterkeit und Ehrfurcht.[50] Der Anstieg der positiven Gefühle wird von einem Rückgang der Depressionssymptome und einer verstärkten Lebenszufriedenheit begleitet. Zu den weiteren Auswirkungen gehören ein gesteigerter Selbstwert, positive Beziehungen und körperliche Gesundheit.

Die Liebende-Güte-Meditation ist so wirksam, dass Fredrickson sie für eine der größten Herausforderungen der Positiven Psychologie einsetzen möchte – und zwar für die hedonistische Tretmühle. Damit ist unsere Anpassung an positive Faktoren gemeint: Wir betrachten das Schöne immer mehr als selbstverständlich, sodass es uns mit der Zeit immer weniger berührt. Das dritte Essen in einem Edelrestaurant ist nie so gut wie das erste. Wir gewöhnen uns sogar an die intensiven Freuden des Verliebtseins. Die Liebende-Güte-Meditation erzeugt so eine Vielfalt positiver Gefühle, dass sie unsere Begeisterung aufrechthalten kann und uns vielleicht vor der hedonistischen Tretmühle bewahrt.

Liebende-Güte-Meditation

Mögest du geborgen sein.

Mögest du glücklich sein.

Mögest du gesund sein.

Mögest du friedlich und unbeschwert leben.

Anleitung zur Liebenden-Güte-Meditation (Metta Bhavana)

Die LGM ist die erste von mehreren buddhistischen Meditationen, die vier Zustände der Liebe erzeugen: Zuerst kommt die liebende Güte (metta), dann das Mitgefühl (karuna), dann die Mitfreude (mudita) und zuletzt der Gleichmut (upekkha). Gehen Sie mit Offenheit für sich und andere an diese Meditation heran. Sie können die Übung zu Hause machen – im Internet gibt es einige LGM-Audioaufnahmen – oder Sie lernen die Meditation in einem buddhistischen Zentrum in Ihrer Nähe.[51]

Die Liebende-Güte-Meditation

- Beginnen Sie, indem Sie liebende Akzeptanz auf sich selbst richten. Vielleicht spüren Sie anfangs einen inneren Widerstand dagegen, aber die Meditation wird speziell gegen Selbstzweifel und Negativität angewendet.

- Senden Sie liebende Güte an sich selbst und dann der Reihe nach an den vier Typen von Menschen, die im Folgenden aufgeführt werden:

1. an jemanden, vor dem Sie Respekt haben, etwa einen spirituellen Lehrer

2. an jemanden, den Sie innig und bedingungslos lieben – ein Familienmitglied oder einen guten Freund

3. an eine neutrale Person – jemanden, den Sie kennen, aber für den Sie keine besonderen Gefühle empfinden, zum Beispiel ein Bekannter oder ein Verkäufer in einem Laden

4. an eine unfreundliche Person – jemand, mit dem Sie momentan Probleme haben

Hierbei geht es darum, die Grenzen zwischen Ihnen und diesen vier Menschentypen aufzulösen und damit auch Ihre mentalen Kategorien, die viele unserer erlebten Konflikte erzeugen. Senden Sie liebende Güte an unterschiedliche Personen – nicht alle lassen sich leicht einem Typ zuordnen, aber halten Sie die Reihenfolge ein. Wenn Ihnen der Einstieg schwerfällt, denken Sie an einen besonders liebenswerten Menschen oder an ein Haustier. Die folgenden Tipps helfen Ihnen dabei, liebende Güte zu empfinden.

Visualisieren – stellen Sie sich die Person, der Sie liebende Güte senden, bildlich vor. Sehen Sie, wie sie Ihnen ein Lächeln schenkt oder sich einfach freut.

Reflektieren – denken Sie an die positiven Eigenschaften dieser Person und an das Gute, das sie getan hat. Denken Sie auch an Ihre eigenen positiven Eigenschaften und formulieren Sie positive Affirmationen an sich selbst.

Hören – sagen Sie sich wiederholt ein Mantra oder bestimmte Worte laut vor – etwa »liebende Güte«.

Buddhisten empfehlen, die Liebende-Güte-Meditation nicht nur als formelle Praxis im stillen Kämmerlein durchzuführen. Stattdessen soll man sie überall in Form einer herzlichen, freundlichen Haltung gegenüber allen Menschen, denen man begegnet, praktizieren. Matthieu Ricard, ein in Frankreich geborener buddhistischer Mönch, empfiehlt, einmal pro Stunde nur 10 Sekunden lang liebende Güte auszusenden, um jemandem Wohlwollen zu übermitteln. Diese Übung ist nicht nur gut für unsere Psyche, sondern nährt auch unsere Beziehungen (mehr dazu in Kapitel 9: Positive Beziehungen, S. 141).

Die Meditation ist mittlerweile keine rein spirituelle Praktik mehr, sondern wird auch als profane Übung mit nachweislichem Nutzen für das Wohlbefinden eingesetzt. Die Achtsamkeits- und die Liebende-Güte-Meditation sind zwei wichtige fernöstliche Elemente in der Positiven Psychologie. Ich kann Ihnen beide nur ans Herz legen. Mir gefiel an ihnen vor allem, dass man sich nicht konzentrieren muss, was depressiven Menschen oft schwerfällt. Ich musste nur die Übung machen. Das Ergebnis war aber so positiv, dass ich mich fühlte, als wäre mein Gehirn auf Glück gepolt worden. Wenn Sie jedoch einen alltäglicheren Ansatz bevorzugen, finden Sie ihn im nächsten Kapitel: den Optimismus.

Kapitel 7: Optimistisch werden – psychologische Selbstverteidigung

- **Worum geht es?** Positive Erwartungen zu haben (dispositioneller Optimismus); die Art, wie wir Ursachen und Einflüsse von Erlebnissen erklären (optimistischer Erklärungsstil).
- **Anders gesagt:** Das Glas ist halb voll, nicht halb leer.
- **Einsatzgebiete:** Veränderung negativer Denkmuster, Überwindung von Pessimismus
- **Dazu passt auch:** Positive Gefühle (siehe Kapitel 3, S. 49) und Resilienz (siehe Kapitel 8, S. 122).

Negatives Denken und negative Gefühle verstärken sich gegenseitig und drücken auf unsere Stimmung. Das ist eine der Tücken der Depression. Achtsamkeit hilft uns zwar, Abstand zu negativen Gedanken zu gewinnen, aber nur der Optimismus verändert auch die negativen Denkmuster. Viele Jahre lang glaubte ich, dass ich eine geborene Pessimistin war oder zumindest durch die Umstände zu einer geworden war. Ich ging davon aus, dass das Leben hart war und dass man nur erfolgreich sein konnte, wenn man große Opfer brachte und sich halb tot arbeitete. Wenig überraschend litt ich oft unter Depressionen. Der Wendepunkt kam eines Winters, als ich nach einem Skiurlaub in den Alpen auf dem Weg nach Hause war. Als ich am Flughafen Genf ankam, schneite es heftig und die Flugzeuge konnten nicht starten. Meine Stimmung war so düster wie der Himmel. Ich steckte am Flughafen fest, so wie ich auch in meinem Leben feststeckte. Nichts würde sich jemals ändern. Resigniert setzte ich mich hin und holte mir etwas zu lesen aus meiner Tasche: das Buch *Pessimisten küsst man nicht* von Martin Seligman. Es zeigte mir, dass selbst »geborene« Pessimisten lernen können, optimistisch zu sein. Diese Offenbarung gab mir Zuversicht, dass sich das Leben ändern konnte, und führte letztendlich dazu, dass ich glücklicher wurde.

Wenn wir mit Problemen konfrontiert werden, beeinflussen Optimismus und Pessimismus unser Denken und Fühlen. Optimisten glauben auch in schwierigen Situationen, dass sich alles zum Guten wenden wird. Pessimisten rechnen mit dem Schlimmsten, was zu negativen Gefühlen wie Angst, Wut, Traurigkeit und Verzweiflung führt.[52] Eines der erfreulichsten Erkenntnisse von Seligkeits Arbeit ist die Tatsache, dass man lernen kann, optimistischer zu denken – unabhängig von Genen, Kindheit und Lebensumständen. Wir sind flexibler als gedacht. Zwanzig Jahre später praktiziere ich Optimismus und bin der lebende Beweis für seine Wirkung aufs Gemüt. Ich sage »praktizieren«, weil ich den Optimismus ganz bewusst als eine Art psychologische Selbstverteidigung einsetze. Optimismus lohnt sich, denn er schützt vor der Abwärtsspirale in die Depression. Mittlerweile bringe ich die Optimismus-Techniken auch meinen Klienten bei und habe schon oft die Erleichterung erlebt, wenn jemand seine pessimistischen Denkmuster bezwingen konnte.

Wie aus Pessimismus eine Depression entsteht

Kurz gesagt: Pessimismus führt zu Depressionen, Optimismus schützt davor. Optimistische Menschen sind resistenter gegen den Stress des Lebens und erholen sich schneller davon als Pessimisten. Wenn Sie nicht glauben, dass eine Sache gelingen kann, geben Sie sich auch weniger Mühe und geben schneller auf, wenn Probleme auftreten. Dadurch steigt die Wahrscheinlichkeit, dass genau das eintritt, was Sie befürchten. So wird daraus eine selbsterfüllende Prophezeiung. Es entsteht das, was Martin Seligman »erlernte Hilflosigkeit« nennt.[53] Man hat die pessimistische Überzeugung, dass »alles nichts bringt« – dass es nichts gibt, was man tun kann, um eine belastende Situation zu verändern. Man gibt auf, verliert die Hoffnung und fühlt sich hilflos. Man wird depressiv. Pessimisten neigen auch eher zum Grübeln – sie denken über die Ursachen und Konsequenzen ihres Leids nach, analysieren sie wieder und wieder und rutschen dadurch in die Abwärtsspirale, wie wir es in einigen der vorhergehenden Kapitel erfahren haben.

Die Forschung der letzten 30 Jahre belegt ganz deutlich, dass pessimistische Menschen anfälliger für Depressionen und andere gesundheitliche Probleme sind.

Optimismus – Selbstverteidigung für das Gehirn

Eine optimistische Denkweise vertreibt die Negativität, die der Pessimismus erzeugt. Für Optimisten ist das Glas immer halb voll. Sie glauben an das Gute und vertrauen darauf, dass ihr Leben positiv verlaufen wird. Wenn Sie mit einem positiven Ergebnis rechnen, geben Sie sich mehr Mühe, dazu beizutragen. Und weil Sie sich diese Mühe machen, steigen die Chancen, dass das Ergebnis tatsächlich positiv ausfällt. Optimisten stehen auf der Sonnenseite des Lebens. Es geht ihnen psychisch und körperlich besser, sie können besser mit Problemen umgehen und leiden seltener unter Stress, Depressionen und Ängsten. Optimisten haben ein stärkeres Immunsystem, erholen sich rascher von Operationen und leben länger. Wenn sie mit Widrigkeiten konfrontiert werden, verleugnen sie diese nicht, sondern arbeiten an der Lösung des Problems. Darum können sie sich an schwierige Umstände besser anpassen. Beispielsweise suchen sie bei körperlichen Beschwerden eher einen Arzt auf und befolgen den medizinischen Rat. Man hat also allen Grund, den Optimismus mit Optimismus zu betrachten, da er zu vielen positiven Aspekten im Leben beiträgt:

- Glück
- guter Laune
- Zufriedenheit mit dem Leben
- Gesundheit
- Leistungsfähigkeit
- Erfolg

Hat der Optimismus auch Nachteile?

Es scheint, als hätte Optimismus nur Vorteile. Aber er birgt auch einige Risiken:

- Optimisten haben manchmal einen verzerrten Realitätssinn, was zu einem übersteigerten Selbstbewusstsein führen kann.
- Sie unterschätzen manchmal ihre Risiken für das Auftreten bestimmter Krankheiten, zum Beispiel die Auswirkungen des Rauchens.
- Sie neigen manchmal zu erhöhtem Risikoverhalten, zum Beispiel zu Raserei mit dem Auto, Fahren unter Alkoholeinfluss und ungeschütztem Sex.

Optimisten können auch anfällig für Stress sein – wenn sie ihre negativen Gefühle verleugnen oder in Situationen, auf die sie kaum Einfluss haben, unbedingt etwas Bestimmtes erreichen wollen. Ein traumatisches Erlebnis, das ihre rosa Brille zerbrechen lässt, ist eine mögliche Gefahr für ihr Wohlbefinden. Ein Pessimist würde in so einem Fall nur sein Weltbild bestätigt sehen, aber einem Optimisten kann so ein Erlebnis den Boden unter den Füßen wegziehen und sein Vertrauen in den eigenen Einfluss auf sein Leben zerstören. Dennoch sprechen die Beweise dafür, dass Optimisten besser dafür gerüstet sind, ihr Leben wiederaufzubauen. Pessimisten neigen eher dazu, Probleme zu verdrängen, während sich Optimisten ihnen stellen. Pessimisten konzentrieren sich stärker auf die negativen Gefühle, die durch belastende Situationen entstehen. Optimisten hingegen versuchen, das Problem zu lösen.[54]

Und was bringt Pessimismus?

Bestimmt halten viele den Pessimismus für die sichere Wahl – Pessimisten sind doch realistischer und weniger enttäuscht, wenn etwas schiefläuft. Wenn Sie in der Regel pessimistisch sind, wissen Sie jedoch ganz genau, wie deprimierend Pessimismus sein kann. Die pessimistische Denkweise konzentriert sich auf alles Negative, betont Probleme und erwartet Misserfolge. Pessimisten rechnen mit dem Schlimmsten, und wenn es tatsächlich eintritt, wird ihre Sichtweise bestätigt. Das wiederum verstärkt dieses negative Denkmuster. Der pessimistische Erklärungsstil ist eine belastende Denkweise. Hierbei sucht der Pessimist eine Erklärung für eine negative Situation und betrachtet die Ursachen als persönlich (»Das ist alles meine Schuld«), permanent (»Das wird sich nie ändern«) und durchdringend (»Das wird sich auch auf alles andere auswirken«).

Pessimismus kann auch gut sein

Eine Form des Pessimismus ist positiver als die meisten anderen: Wenn Sie zu den Menschen gehören, die immer auf alles vorbereitet sind – die immer einen Regenschirm bei sich tragen, falls es regnen sollte; die alle Routen zu ihrem Reiseziel kennen, falls es zu einem Verkehrsstreik kommt, oder die sich endlos lang auf ihre Präsentation vorbereiten –, dann sind Sie wahrscheinlich ein »defensiver Pessimist«.

Der defensive Pessimismus ist eine Strategie, die gegen Ängste eingesetzt werden kann. Defensive Pessimisten bereiten sich auf den schlimmsten Fall vor. Sie verkörpern das Pfadfindermotto »Allzeit bereit«. Defensive Pessimisten haben aus Prinzip niedrige Erwartungen. Sie gehen in Gedanken mögliche Szenarien durch und überlegen, was alles schiefgehen kann. Dann bereiten sie sich auf alle Eventualitäten vor, um das Risiko des Scheiterns zu minimieren. Und meist gelingt es ihnen. Seien Sie also beruhigt, falls Sie sich darin wiedererkennen. Der defensive Pessimismus ist eine gute Strategie für ängstliche Menschen. Er gibt ihnen das Gefühl, die Situation unter Kontrolle zu haben, und wandelt Ängste in ein Streben nach Erfolg um. Diese Art des negativen Denkens kann so zu einer besseren Leistung, einem stärkeren Selbstwertgefühl, mehr Fortschritt im Erreichen von Zielen und dem Knüpfen förderlicher Freundschaften führen.[55]

Erklärungsstile

Wir erklären Ereignisse auf drei Arten:

ich	nicht ich
immer	nicht immer
alles	nicht alles

PERSÖNLICH ... PERMANENT ... DURCHDRINGEND

Zwei unterschiedliche Denkweisen

Wie aber gelingt es Pessimisten, optimistischer zu denken? Der optimistische Erklärungsstil ist jene Form des Optimismus, den man erlernen kann. Optimisten und Pessimisten interpretieren Ereignisse auf drei gegenteilige Arten.

Das Ereignis selbst ist dabei weniger wichtig als die Art, es für sich selbst zu erklären. Das macht den Unterschied zwischen optimistischem und pessimistischem Denken aus. Schauen wir uns also an, wie ein Pessimist denkt, wenn ihm etwas Schlimmes passiert. So erklärt er das Ereignis:

- **Ich bin schuld.** (persönlich)
- **Das ist immer so.** (permanent)
- **Es ist überall und betrifft alles.** (durchdringend)

Und so könnte dieser Erklärungsstil in der Praxis aussehen. In unserem Beispiel ist ein Bewerbungsgespräch des Pessimisten erfolglos verlaufen. Der Pessimist denkt nun:

- Es ist **meine** Schuld, dass ich nicht genommen wurde. Sie mochten mich nicht. (persönlich)
- Das ist **immer** so. Ich werde nie wieder einen Job finden. (permanent).
- In meinem Leben läuft **alles** schief. (durchdringend)

Wie deprimierend das doch ist, wenn man sich selbst solche Botschaften vermittelt – dass man an jedem Unglück schuld ist (persönlich), dass es immer so sein wird (permanent) und dass es alles verderben wird (durchdringend). Ein Optimist denkt sich genau das Gegenteil. Wenn etwas Schlechtes passiert, denkt er sich:

- **Nicht ich bin schuld.** (nicht persönlich)
- **Das ist nicht immer so.** (nicht permanent)
- **Es betrifft nicht alles.** (nicht durchdringend)

Nun sehen wir uns an, wie das erfolglose Bewerbungsgespräch in einem optimistischen Erklärungsstil interpretiert werden könnte:

- Es lag nicht an **mir**, sie haben bestimmt einen erfahreneren Bewerber eingestellt. (nicht persönlich)
- Das ist nicht **immer** so. Ich hatte schon Jobs, also finde ich bestimmt auch jetzt wieder einen. (nicht permanent)
- Diese schlechte Nachricht ist nicht **alles**. In anderen Bereichen meines Lebens läuft es prima. (nicht durchdringend)

Diese Denkweise minimiert die negativen Auswirkungen eines ungünstigen Ereignisses.

Denken wie ein Optimist – in schlechten Zeiten

Wenn Sie ein Pessimist sind, versuchen Sie das nächste Mal, wenn Ihnen etwas Unangenehmes widerfährt, wie ein Optimist zu denken: nicht ich, nicht immer, nicht alles. Probieren Sie aus, ob es Ihre belastenden Gefühle mindert. Gehen Sie dabei in den folgenden drei Schritten vor:

1. Erweitern Sie Ihren Denkhorizont und berücksichtigen Sie die anderen Faktoren, die zum negativen Ereignis beigetragen haben. Optimisten neigen dazu, äußere Faktoren (andere Menschen, die Umstände) verantwortlich zu machen statt sich selbst.* So bleibt ihr Selbstwertgefühl erhalten.
2. Denken Sie daran, dass alles vergänglich ist, auch das Schlechte. Achten Sie darauf, wie sich Dinge verändern. Menschen verändern sich, die Jahreszeiten verändern sich, jede Zelle des Körpers verändert sich. Auch die belastende Situation wird ein Ende haben.
3. Betrachten Sie das große Ganze. Vielleicht haben Sie in einem Bereich Ihres Lebens eine Enttäuschung erlebt. Aber in welchen Bereichen sieht es besser aus? Denken Sie an Ihr Zuhause, Ihren Beruf, Ihre Gesundheit, Ihre Finanzen, Ihre Freizeit, Ihr Studium und an das, was Ihrem Leben Sinn gibt.

* Auch wenn dies ein Merkmal der optimistischen Denkweise ist, sollten Sie dennoch die Verantwortung für Ihre Entscheidungen übernehmen.

Denken wie ein Optimist – in guten Zeiten

Auch wenn es um das Erklären positiver Ereignisse geht, denken Optimisten und Pessimisten völlig unterschiedlich. Widerfährt einem Optimisten etwas Gutes, denkt er sich:

- **Das war ich.** (persönlich)
- **Das bleibt immer so.** (permanent)
- **Es betrifft alles.** (durchdringend)

Wenn dem Optimisten also etwas Positives passiert, wenn er beispielsweise ein erfolgreiches Bewerbungsgespräch absolviert hat, denkt er, dass es an ihm lag (persönlich) – an seinen Fähigkeiten, seiner Erfahrung und seiner Leistung. Er glaubt auch, dass er immer Glück haben (permanent) und dass sich dieses Glück auch auf andere Lebensbereiche übertragen wird (durchdringend). Ein Pessimist denkt das genaue Gegenteil:

- **Das war nicht ich.** (nicht persönlich)
- **Das bleibt nicht immer so.** (nicht permanent)
- **Es betrifft nicht alles.** (nicht durchdringend)

Der Pessimist ist überrascht, dass er den Job bekommen hat, und glaubt, dass es nur ein Zufall war und es nicht an ihm lag (nicht persönlich). Er glaubt nicht, dass er weiterhin Glück haben (nicht permanent) und sich sein restliches Leben verbessern wird (nicht durchdringend).

Optimisten und Pessimisten

	Der Optimist sagt:	Der Pessimist sagt:
Positives Ereignis	**Ich:** Es lag nur an mir.	**Nicht ich:** Das war Zufall. Das hatte nichts mit mir zu tun.
	Immer: So wird es von jetzt an weitergehen.	**Nicht immer:** Das war eine Ausnahme. So wird es nicht bleiben.
	Alles: Das Glück wird sich noch vermehren.	**Nicht alles:** Alles andere läuft weiterhin schlecht.
Negatives Ereignis	**Nicht ich:** Dafür konnte ich nichts.	**Ich:** Das war alles nur meine Schuld.
	Nicht immer: Das wird vorübergehen.	**Immer:** So wird das jetzt immer sein.
	Nicht alles: Das betrifft nur einen kleinen Teil meines Lebens, in anderen Bereichen läuft es gut.	**Alles:** Das wird mir das ganze Leben ruinieren.

Den Gedankenstrom wahrnehmen

Um Ihre Denkweise zu verändern, müssen Sie den automatisch ablaufenden Gedankenstrom in Ihrem Kopf bewusst unterbrechen. Dazu müssen Sie diesen inneren Dialog – die kritische Stimme in Ihrem Kopf – aber erst einmal wahrnehmen und darauf achten, welche negativen Gedanken immer wieder abgespult werden. Sie werden bald ein Gespür für Ihren ganz eigenen Pessimismus bekommen. Denken Sie vielleicht oft, dass Sie alles falsch machen, und ignorieren dabei die Umstände?

Oder glauben Sie in stressigen Zeiten, dass Ihr Leben für immer so bleiben wird? Ich arbeitete einst mit jemandem zusammen, der sich selbst als »genesenden Pessimisten« bezeichnete. Er war für ein Trainingsprogramm aus den USA angereist. Als großgewachsener Amerikaner war er die Ausstattung eines normalen britischen Hotelzimmers nicht gewöhnt. Der Duschkopf saß zu tief, sodass er mürrisch in geduckter Haltung duschte. Am dritten Tag entdeckte er einen Hebel zum Hochschieben des Duschkopfes. Ein typisches Beispiel für die Hartnäckigkeit des Pessimismus – man geht automatisch davon aus, dass man die Umstände nicht ändern kann. Auch die Überreaktion auf etwas Unangenehmes ist ein Merkmal des Pessimismus.

Erlernter Optimismus

In der Positiven Psychologie wird dem pessimistischen Erklärungsstil die ABCDE-Strategie entgegengesetzt. Martin Seligman hat sie in seinem Buch *Pessimisten küsst man nicht* beschrieben.[56] Dieses Modell ist die Grundlage des Penn-Resilienz-Programms (PRP), das ursprünglich für Schulkinder entwickelt wurde und die Depressionen in dieser Altersgruppe bedeutend senken konnte. Das ABC in ABCDE steht für die Art und Weise, wie wir Erlebnisse interpretieren. Die drei D bezeichnen die Methoden, die gegen das pessimistische Denken eingesetzt werden. Das E steht für den Nutzen, der entsteht, wenn die vorhergehenden Schritte erfolgreich waren.

A = Adversity: das Problem oder das negative Ereignis in seinen Grundzügen.

B = Belief: Das ist Ihre Überzeugung, Ihre spontane Interpretation des Ereignisses.

C = Consequences: die Konsequenzen Ihrer Gefühle und Ihres Verhaltens. Sie werden von Ihren Überzeugungen (B) gesteuert.

D = Disputation, Distraction, Distancing: Anzweifeln, Ablenkung, Distanzieren – die drei empfohlenen Methoden zum Umgang mit der pessimistischen Überzeugung.

E = Energize: Das ist der Energiegewinn durch die erfolgreiche Überwindung einer pessimistischen Überzeugung.

Seligman empfiehlt, dass Sie sich mit Ihrem ABC vertraut machen und erkennen lernen, dass es Ihre Überzeugungen sind, die zu den Konsequenzen Ihrer Gefühle und Ihres Verhaltens führen, und nicht das Ereignis selbst. Tragen Sie ein Notizbuch bei sich, in dem Sie negative Ereignisse sofort festhalten können. So können Sie später noch einmal alles durchgehen und in A, B und C unterteilen. Orientieren Sie sich dabei an folgendem Beispiel:

⭐ **Lernen Sie Ihr ABC kennen**

A (negatives Ereignis) – Eine Freundin hat nicht auf die Einladung zu meinem Geburtstag geantwortet.

B (Überzeugung) – Ich bin ihr egal.

C (Konsequenzen: Wie fühlten Sie sich und wie haben Sie reagiert?) – Ich war wütend, gekränkt und habe sie aus meinen Kontakten gelöscht.

A (negatives Erlebnis) – _____

_____

B (Überzeugung) – _____

_____

C (Konsequenzen) – _____

_____

Im nächsten Schritt konfrontieren Sie die pessimistische Überzeugung – das B – und setzen dabei eines der **drei D ein: Anzweifeln, Ablenkung oder Distanzieren.** Die wichtigste Methode ist hier das Anzweifeln. Stellen Sie sich vor, Sie seien ein Anwalt vor Gericht und argumentierten gegen die pessimistische Überzeugung. Stellen Sie sich folgende Fragen:

- Was spricht für diese Überzeugung? Was spricht dagegen?
- Gibt es auch eine andere Erklärung für das Ereignis?
- Was sind die Auswirkungen dieser Überzeugung?
- Wie hilfreich ist diese Überzeugung für mich? Nutzt sie mir oder schadet sie mir?

Am besten wirkt das Anzweifeln, wenn Sie beweisen können, dass die pessimistische Überzeugung nicht der Wahrheit entspricht. Ihr Gehirn sucht ständig nach Hinweisen, die Ihre pessimistische Überzeugung bestätigen, und übersieht dabei gerne die Argumente, die dagegen sprechen. In unserem Beispiel halten Sie Ihre Freundin vielleicht für abweisend, weil sie nicht auf Ihre Einladung geantwortet hat. Dabei vergessen Sie, an andere mögliche Erklärungen zu denken, etwa dass Ihre Freundin vielleicht im Urlaub ist und die Einladung noch gar nicht gesehen hat.

Indem Sie die Fakten berücksichtigen, entdecken Sie vielleicht, dass die Ursachen für ein negatives Ereignis weder persönlich, permanent noch durchdringend sind. Anfangs mag es schwierig sein, den negativen Gedankenfluss zu unterbrechen, aber es lohnt sich, hartnäckig zu bleiben. Mit der Zeit wird es Ihnen leichter fallen. Vielleicht gelingt es Ihnen sogar, sich Ihre übliche Schwarzmalerei auszureden. Pessimistische Gedanken geraten leicht außer Kontrolle, sodass Sie automatisch mit dem Schlimmsten rechnen. Auf unser Beispiel bezogen, könnte die gedankliche Abwärtsspirale folgendermaßen aussehen: »Meine Freundin hat nicht auf die Einladung reagiert, ich bin ihr egal«, dann: »Ich bin allen meinen Freunden egal«, dann: »Eigentlich habe ich gar keine richtigen Freunde«, bis hin zu: »Ich bin allen egal«. Und das nur, weil jemand nicht auf eine Einladung geantwortet hat.

Sie sehen schon, wie diese pessimistischen Erklärungen Negativität erzeugen und zu Depressionen führen können. Ich helfe meinen Klienten häufig dabei, Beweise gegen ihre Denkmuster zu sammeln, um die Abwärtsspirale aufzuhalten.

Eine weitere Möglichkeit des Anzweifeln ist es, nach anderen Erklärungen zu suchen – nach solchen, die harmloser, weniger persönlich und weniger deprimierend sind: zum Beispiel, dass Ihre Freundin die Einladung noch gar nicht gesehen hat. Konzentrieren Sie sich auf Erklärungen, die veränderlich oder spezifisch sind, zum Beispiel auf die Tatsache, dass das Ereignis nur ein einziges Mal vorgekommen ist.

Fragen Sie sich, welche Auswirkungen Ihre Überzeugung hat. Selbst wenn Sie das Ereignis immer noch in einem negativen Licht betrachten, können Sie die Schwarzmalerei eindämmen. Auch wenn diese Freundschaft in die Brüche geht, welche Auswirkungen hat das Ereignis auf Ihre anderen Freundschaften? Dieser eine Vorfall bedeutet nicht, dass Sie nun all Ihre Freunde verloren haben.

Finden Sie zu guter Letzt noch heraus, wie hilfreich diese Überzeugung für Sie ist. Nutzt sie Ihnen auf positive Weise? Bringt es Ihnen etwas, sich vorzustellen, dass Sie all Ihren Freunden egal sind? Das glaube ich kaum. Diese Methoden des Anzweifelns helfen Ihnen, Ihr gewohntes pessimistisches Denken zu hinterfragen.

Die anderen beiden Methoden des ABCDE-Modells sind Ablenkung und Distanzieren. Beide helfen Ihnen, mit der Intensität Ihrer Gefühle nach einem negativen Ereignis umzugehen und wieder gelassener zu werden. Dann können Sie sich ganz dem Anzweifeln widmen. Was machen Sie, wenn Sie Ablenkung brauchen, um sich wieder zu sammeln? Sie könnten einen Freund anrufen oder sich einen Tee machen. Das Distanzieren ähnelt der Ablenkung und bedeutet, dass Sie etwas Abstand zu Ihren pessimistischen Gedanken gewinnen. Das kann ein räumlicher Abstand sein, wenn Sie zum Beispiel einen Spaziergang machen, oder ein zeitlicher Abstand, wenn Sie entscheiden, sich erst am nächsten Tag mit dem Ereignis zu befassen. Sie können das Ereignis auch nach außen verlagern und sich vorstellen, dass eine andere Person die negativen Gedanken ausspricht, um Sie unglücklich zu machen. Was hilft Ihnen, um Abstand zu gewinnen?

Reframing – Ereignisse umdeuten

Reframing ist eine nützliche Methode gegen Pessimismus, bei der Sie etwas Positives an einem negativen Ereignis finden. Stellen Sie sich vor, Sie hatten für den Sonntag eine Wanderung in der Natur geplant, aber das Wetter hat Ihnen einen Strich durch die Rechnung gemacht. Fragen Sie sich: »Wie kann ich etwas Positives darin entdecken?« Sie könnten das Ereignis umdeuten und es als Gelegenheit zu einem Faulenzertag oder einem ausgedehnten Sonntagsbrunch ansehen. Versuchen Sie, in einer negativen Situation einen positiven Aspekt zu finden.

Ich habe diese Methode jungen Menschen beigebracht und fand, sie war ein guter erster Schritt in den Optimismus. Ein Jugendlicher, mit dem ich arbeitete, wohnte in einem Wohnheim. Ihm drohte eine Zwangsräumung, die ihn obdachlos gemacht hätte. Sam (Name geändert) gelang es jedoch, selbst diese schwierige Situation umzudeuten. Er sagte, dass er das Heim ohnehin nicht mochte und zur Not temporär in einem Gästehaus mit kostenlosem Frühstück wohnen könne. Sam freute sich darauf. Letztendlich zog er dann bei seiner Mutter ein, aber das Umdeuten verhalf ihm indirekt zu einem positiveren Ergebnis.

Ist das möglich?

Eine einfache und doch so nützliche Frage, die selbst dem größten Pessimisten auf einen optimistischeren Weg führen kann, lautet: »Ist das möglich?« Selbst wenn Sam noch so pessimistisch gewesen wäre, war es denn – theoretisch – möglich, eine bessere Unterkunft zu finden? Ja, das war es. Ist es möglich, nach einer Trennung eine neue Liebe zu finden? Ja, das ist es. Einen neuen Job nach einer Entlassung? Ja. Selbst wenn Sie ein eingefleischter Pessimist sind, sagt Ihnen die Logik, dass diese Möglichkeiten existieren. Ein erster Schritt, um an das Gute zu glauben, ist es, sich diese positiven Möglichkeiten vorzustellen. Mit dieser Frage, die ich auch im Coaching einsetze, trainieren Sie sich, optimistischer zu denken.

Die Gefahren des Grübelns

Die Grübelei ist ein Denkmuster, bei dem Sie negative Gefühle, Gedanken und Erinnerungen immer wieder und wieder überdenken und analysieren. Frauen neigen eher zum Grübeln als Männer. Der innere Monolog wärmt die Vergangenheit wieder auf oder blickt sorgenvoll in die Zukunft. Ist das negative Gedankenkarussell einmal im Gange, wird man schnell davon überwältigt. Das kann für den Grübler zur ständigen Belastung werden, da er die negativen Gedanken nicht stoppen kann. Ängste und Depressionen sind oft die Folge. Die folgenden Tipps helfen Ihnen, die Grübelei zu bezwingen.

- Lenken Sie sich ab.
- Schreiben Sie Ihre Ängste auf. Das lässt sie oft weniger bedrohlich erscheinen.
- Meiden Sie die Auslöser, die das Grübeln aktivieren – etwa bestimmte Orte oder Situationen.
- Unternehmen Sie jeden Tag einen kleinen Schritt, um das Problem zu lösen. Es wird nicht lange dauern, bis eine Besserung eintritt.

 Zeit für Sorgen

Das ist eine Übung für Menschen, die sich zu viele Sorgen machen, übermäßig emotional sind und zu Ängsten, Depressionen und Wut neigen. Dabei geht es darum, belastende Unterbrechungen in Ihrem Tagesablauf zu stoppen und sich ihnen stattdessen zu einer bestimmten Zeit zu widmen. Diese Übung ist besonders hilfreich, wenn Sie sich oft über Kleinigkeiten ärgern oder an Situationen verzweifeln, auf die Sie wenig Einfluss haben.

- Sobald Sie bemerken, dass Sie sich wegen etwas Sorgen machen, verschieben Sie die Grübelei und nehmen Sie sich vor, dass Sie sich später darüber Gedanken machen werden – zu einer festgelegten »Sorgenzeit«.
- Planen Sie 15–30 Minuten für Ihre Sorgenzeit ein, am besten zu einer Zeit, zu der Sie für gewöhnlich relativ gelassen sind – etwa nach einer entspannenden oder sportlichen Aktivität.
- Wenn Sie merken, dass auch außerhalb dieser Sorgenzeit störende Gedanken auftauchen, lenken Sie sich mit einer Achtsamkeitsübung (siehe Kapitel 6, S. 86) oder einer anderen Aktivität ab, etwa mit Bewegung.

Basierend auf der »Quality of Life«-Therapie[57]

Positiv denken

Sie wissen nun, wie Sie die Negativität des pessimistischen Denkens mit den Methoden des Optimismus neutralisieren können. Darüber hinaus hilft Ihnen der Optimismus auch, positive Gefühle in Bezug auf die Zukunft zu erzeugen. Die folgende Übung ist an die »drei positiven Dinge« aus Kapitel 4 (S. 62) angelehnt und kann täglich gemacht werden. Sie denken an drei positive Dinge, von denen Sie glauben, dass Sie am nächsten Tag geschehen werden. Suchen Sie sich dann eines davon aus und genießen Sie alles Positive daran. Notieren Sie sich alle positiven Aspekte.

 Freuen Sie sich auf morgen

- Denken Sie an drei positive Dinge, die Sie morgen erwarten. Schreiben Sie sie auf.
- Wählen Sie eines aus und schwelgen Sie in den positiven Gefühlen, die Sie damit in Verbindung bringen. Verweilen Sie 5 Minuten lang in diesen Gefühlen.
- Machen Sie diese Übung eine Woche lang jeden Tag.

Basierend auf Littman-Ovadia und Nir[58]

Dieser Ablauf des Zählens und Besinnens ist eine zukunftsorientierte Variante der »drei guten Dinge« und verringert nachweislich Pessimismus, negative Gefühle und emotionale Erschöpfung.

Eine weitere wissenschaftlich belegte Methode ist die Übung »das bestmögliche Selbst«. Der Psychologin Prof. Laura King zufolge ist es von großem Nutzen für Ihr psychisches und körperliches Wohlbefinden, wenn Sie etwas über Ihr bestmögliches zukünftiges Ich schreiben. Diese Übung führt unmittelbar zu positiven Gefühlen und Wochen später noch zu gesteigerter Zufriedenheit. Langfristig senkt sie das Krankheitsrisiko.[59] Dieser realistische Ansatz basiert auf Zielen, nicht auf Fantasien, und erschafft eine Idealvorstellung von der Zukunft.

Bei dieser Übung denkt man an die wichtigsten Ziele in jedem Lebensbereich und stellt sich vor, wie es sein wird, wenn man diese Ziele erreicht. Das Beschreiben Ihres zukünftigen »bestmöglichen Selbst« erzeugt Optimismus und positive Gefühle, aber auch die Hoffnung, die dazu motiviert, diese Ziele wahr werden zu lassen.

Falls Sie schon einmal ein Tagebuch geführt haben, können Sie sich bestimmt bereits denken, warum das Schreiben über das »bestmögliche Selbst« hilfreich ist. Indem Sie Ihre Vorstellungen zu Papier bringen, erkennen Sie, was Ihnen wirklich wichtig ist – Ihre Prioritäten im Leben und was Sie motiviert. Außerdem kommen Ihnen beim Schreiben vielleicht Ideen zum Erreichen Ihrer Ziele und der Bewältigung von Hindernissen. Die folgende Variante stammt aus einer Studie der Psychologen Ken Sheldon und Sonja Lyubomirsky. Im Zeitraum von vier Wochen sollten die Probanden die Übung so oft wie möglich machen. Wenn Sie gerne schreiben, ist diese Übung vielleicht genau das Richtige für Sie.

 Ihr bestmögliches Selbst

Finden Sie einen Ort, an dem Sie ungestört sind, und setzen Sie sich bequem hin. Stellen Sie sich 20–30 Minuten lang vor, wie Ihr Leben in der Zukunft – in einem Jahr, in fünf oder in zehn Jahren – idealerweise aussehen soll. Visualisieren Sie eine Zukunft, in der sich alles zum Besten entwickelt hat. Sie haben hart an Ihren Zielen gearbeitet und alle erreicht. Betrachten Sie diese Vorstellung als die Verwirklichung Ihrer Lebensziele und Ihres eigenen Potenzials.

Nach Sheldon und Lyubormirsky[60]

Sonja Lyubomirsky, Autorin des Buchs *Glücklich sein*, empfiehlt diese Aktivität als Training für den »Optimismus-Muskel«. Wie jede neue Gewohnheit muss auch der Optimismus geübt werden. Bleiben Sie also am Ball, bis Sie auf einmal das Positive im Leben erkennen und es auch tief in Ihrem Herzen spüren.

Hoffen Sie auf das Beste und machen Sie sich auf das Schlimmste gefasst

Wie zu allem im Leben gehört auch zum Optimismus ein gesundes Gleichgewicht. Blinder Optimismus hat genauso seine Nachteile wie extremer Pessimismus. Martin Seligman empfiehlt daher, einen »flexiblen Optimismus« zu entwickeln.

Wann ist Optimismus angebracht?

- wenn es um Ihre Gefühle geht – wenn Sie Ihre Moral heben oder Depressionen abwehren müssen
- wenn die Situation länger andauert und Sie um Ihre körperliche Gesundheit besorgt sind
- wenn es darum geht, etwas zu erreichen
- wenn Sie andere Menschen führen oder inspirieren möchten

Wann ist Pessimismus angebracht? Hier gilt als Faustregel die Frage: Wie hoch ist der Preis des Scheiterns in einer beliebigen Situation? Ist er hoch – und stehen Leben oder Beziehungen auf dem Spiel –, dann ist vorsichtiger Pessimismus die weisere Entscheidung. Wenn sich etwa ein betrunkener Partygast fragt, ob er noch selbst nach Hause fahren kann, wäre es besser, pessimistisch zu sein und ein Taxi zu rufen. Sie möchten schließlich auch, dass ein Pilot das seltsame Geräusch im Triebwerk untersuchen lässt, bevor er das Flugzeug startet.

Die Psychologin Sandra Schneider empfiehlt eine Mischung aus Optimismus und Realismus und nennt sie »realistischer Optimismus«[61]. Dabei arbeitet man an seinen Zielen, bleibt aber realistisch genug, um die Situation so zu sehen, wie sie ist (statt sie durch die rosa Brille zu betrachten). So wissen Sie, wie Sie vorgehen müssen, um Ihre Pläne umzusetzen, statt einfach zu erwarten, dass sich Ihr Leben von allein zu Ihren Gunsten entwickelt.

Ein Rat für angehende Optimisten

Seien Sie nicht enttäuscht, wenn Ihnen der Optimismus schwerfällt. Das Gemeine am negativen Denken ist, dass es wie automatisch abläuft. Diese Gewohnheit legt man nur schwer ab. Veränderungen sind möglich, aber es bleibt offen, wie stark oder dauerhaft man solche Veränderungen realistisch erwarten kann.[62] Beim Optimismus zählt jede noch so kleine Übung. Behandeln Sie sich gut, geben Sie nicht auf, kritisieren Sie sich nicht und freuen Sie sich über jeden Fortschritt. Selbst nach 20 Jahren würde ich mich nicht als geborene Optimistin bezeichnen, aber als eine praktizierende. Und der Weg dahin hat sich bestimmt gelohnt.

Kapitel 8: Resilienz: Auf dem Weg der Besserung

- **Worum geht es?** Kontrollieren zu können, wie wir auf negative Situationen im Leben reagieren und uns nach Krisen wieder erholen.
- **Einsatzgebiete:** Positives Bewältigen von negativen Ereignissen, nach Rückschlägen wieder neuen Mut fassen
- **Dazu passt auch:** Positive Gefühle (siehe Kapitel 3, S. 49), Optimismus (siehe Kapitel 7, S. 102) und Vitalität (siehe Kapitel 10, S. 155).

Zusammenbrüche, Niederlagen, Konflikte, Todesfälle und Krankheit sind nur einige der Widrigkeiten, mit denen wir im Laufe unseres Lebens konfrontiert werden. Probleme, Stress und Kummer sind Teil des menschlichen Lebens. Doch während manche Menschen an Krisen zerbrechen, raffen sich andere wieder auf und machen weiter. Das liegt an ihrer Resilienz, die man – genau wie das Glück – mit der Zeit entwickeln kann.

Das Reservoir der Resilienz

Wir haben schon gesehen, wie die Positive Psychologie Ihr Wohlbefinden steigern kann, nun wollen wir ergründen, wie man dieses Wohlbefinden nach Rückschlägen, Traumata und Verlusten wiedererlangen kann. In Kapitel 1 (S. 18) beschrieb ich eine Metapher für Resilienz, die ich auch in meiner Arbeit einsetze. Stellen Sie sich Ihre Resilienz als Reservoir mit einem bestimmten Wasserstand vor. Füllen Sie das Reservoir mit den Zutaten der Resilienz, zum Beispiel mit Optimismus und positiven Gefühlen (weitere im Diagramm), dann steigt Ihre Resilienz, sodass Sie die Felsen, also die Widrigkeiten des Lebens, umschiffen können, statt an ihnen zu zerschellen.[63]

Es gibt drei wesentliche Arten von Resilienz:

Widerstandskraft: die Fähigkeit, in schwierigen Situationen stark zu bleiben

Besserung: die Fähigkeit, sich wieder zu erholen, wie ein vom Sturm gebeugter Baum, der sich wieder aufrichtet

Umgestaltung: die positiven Veränderungen, durch die Sie zukünftige Krisen besser bewältigen können

Resilienz ist einer der wichtigsten Forschungsbereiche in der Positiven Psychologie. Er soll Menschen dabei helfen, schwierige Situationen positiv zu meistern. Daran sieht man auch, wie die Positive Psychologie durch Fragestellungen an das Negative herangeht – zum Beispiel: Welche positiven Strategien helfen, Krisen zu bewältigen? Wie stärkt man die Fähigkeit, sich nach negativen Ereignissen wieder zu erholen? Hat eine schwierige Situation auch positive Aspekte? In diesem Kapitel finden wir Antworten.

Das ganz normale Wunder

Gleich vorab die gute Nachricht: Um Resilienz zu entwickeln, braucht man keine besonderen Fähigkeiten. Es reichen grundlegende Kompetenzen, etwa, um sich einen Plan zu überlegen, und normale Voraussetzungen, wie Freundschaften. Prof. Ann Masten, eine Expertin auf dem Gebiet der Resilienz, bezeichnet sie als »ganz normales Wunder«.[64] Sie lässt uns nicht nur nach Rückschlägen wieder aufstehen, sie schützt auch vor den Auswirkungen von Stress. Ein Teil der Resilienz entsteht in der Kindheit, aber man kann sie sich auch als Erwachsener noch aneignen. Karen Reivich und Andrew Shatté von der Universität Pennsylvania haben sieben Faktoren der psychologischen Resilienz ermittelt, die alle erlernbar sind.[65]

1. **Gefühlsregulierung:** die Fähigkeit, die eigenen Gefühle zu erkennen, sie zu bestimmen und mit ihnen umzugehen
2. **Impulskontrolle:** Resiliente Menschen überstürzen nichts, sie können ihre Impulse kontrollieren und Ungewissheit aushalten.
3. **Optimismus:** Optimismus (siehe Kapitel 7, S. 102) ist eines der wichtigsten Elemente der Resilienz. Pessimismus bringt die Resilienz ins Schwanken.

4. **Ursachenanalyse:** die Fähigkeit, Ereignisse und ihre Ursachen zu überdenken und Probleme aus verschiedenen Blickwinkeln zu betrachten

5. **Empathie:** die Fähigkeit, sich in andere einzufühlen. Sie führt zu mehr Verständnis und gegenseitiger Unterstützung

6. **Selbstwirksamkeit:** das Vertrauen in die eigene Fähigkeit, Probleme zu lösen und seine Stärken einzusetzen

7. **Kontaktfreude:** die Fähigkeit, auf andere zuzugehen, dabei kalkulierte Risiken einzugehen und Misserfolge zu akzeptieren

Positive Bewältigung

Ihre erste Reaktion auf eine Krise offenbart Ihren typischen Bewältigungsstil. Im Wesentlichen gibt es drei Bewältigungsstile – gefühlsorientierte Bewältigung, problemorientierte Bewältigung oder vermeidende Bewältigung.[66] Es ist hilfreich, den eigenen Bewältigungsstil zu kennen, denn jeder hat Vor- und Nachteile, wie Sie der Tabelle auf der nächsten Seite entnehmen werden.[67]

Gefühlsorientierte Bewältigung bedeutet, dass Sie sich auf die negativen Gefühle konzentrieren und weniger auf die Klärung des Problems. Natürlich gibt es nicht für jede Krise eine Lösung und oft haben wir keinen Einfluss darauf – etwa bei einem Todesfall. Dann kann man nur versuchen, mit dem emotionalen Schmerz umzugehen. Zur gefühlsorientierten Bewältigung gehört es auch, mit einer Vertrauensperson zu reden, zu weinen oder sich Unterstützung bei Freunden und Angehörigen zu holen.

Das Reservoir der Resilienz

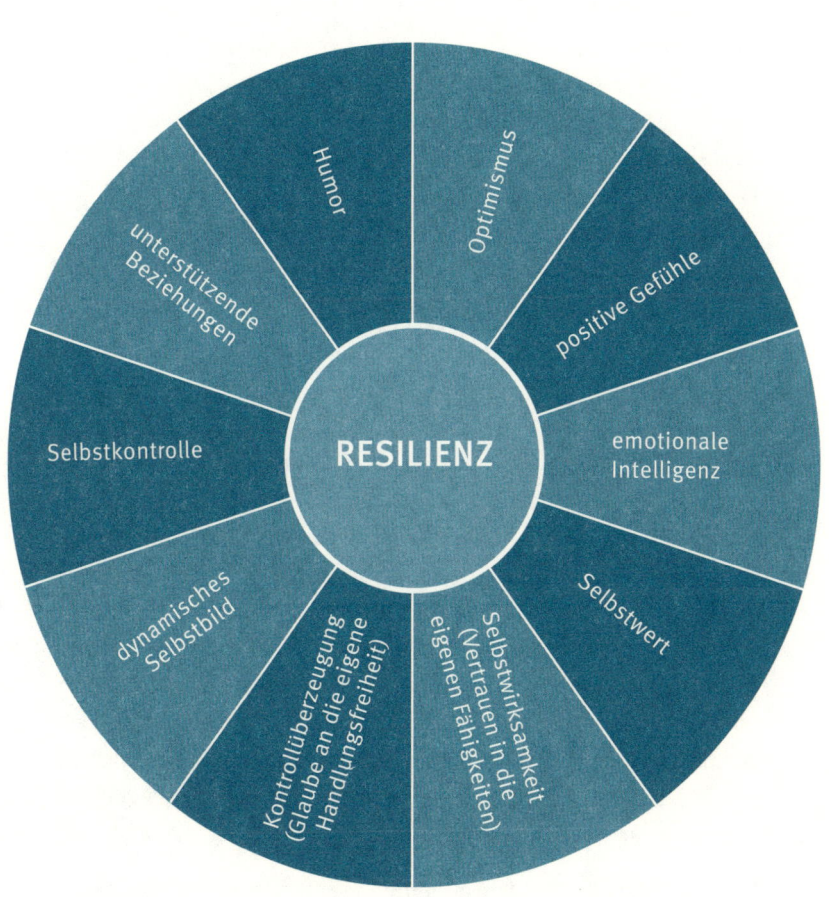

Bewältigungsstrategien

Emotionsorientierte Bewältigung	Problemorientierte Bewältigung
Positiv	**Positiv**
Gefühle verarbeiten	Verantwortung übernehmen
über Probleme reden	realistische Vorgehensweise
Rückhalt durch Freunde	die richtigen Informationen einholen
Weinen – emotionale Entlastung	Optimismus
Aktivität und Entspannung	
Negativ	**Negativ**
Unterstützung einholen, die nichts bringt	Aufschieben
den Stress zu ernst nehmen	Unrealistische Vorgehensweise
Alkohol- und Drogenmissbrauch	Strategien vorzeitig aufgeben
destruktive Beziehungen eingehen	Pessimismus
Aggression	
unnützes Wunschdenken	

Kümmern Sie sich, wenn möglich, zuerst um belastende Gefühle. Wenn Sie sich ruhiger und gefasster fühlen, können Sie besser über Möglichkeiten nachdenken. Darum geht es bei der **problemorientierten Bewältigung**, bei der Sie sich auf die Lösung des Problems konzentrieren. Sie ist eine aktivere Form der Bewältigung und eignet sich für Krisen, auf die Sie einen gewissen Einfluss haben – etwa im Fall einer Firmenpleite. Wenn Sie Verantwortung übernehmen und sich eine Vorgehensweise überlegen, haben Sie einen Plan, an dem Sie sich orientieren können. Der Umgang mit den Gefühlen ist zwar wichtig, aber auf längere Sicht legt eine problemorientierte Strategie den Grundstein für einen Neuanfang.

Bei der **vermeidenden Bewältigung** verdrängt man die Krise und lenkt sich von ihr ab. Das Problem zu leugnen erscheint nicht sehr konstruktiv, kann aber auf kurze Sicht helfen, sich zu sammeln, bevor man an einer Lösung arbeitet. Dabei ist die Art der Ablenkung wichtig – Freunde zu treffen ist besser, als die Sorgen im Alkohol zu ertränken. Langfristig ist es jedoch sinnvoller, sich dem Problem zu stellen, als es zu ignorieren und zu riskieren, dass sich die Situation verschlimmert.

Überlegen Sie sich nun, wie Sie meist mit Problemen umgehen. Denken Sie an Ihre letzte Krise. Wie sind Sie vorgegangen? Haben Sie sich auf Ihre Gefühle oder auf die Lösung des Problems konzentriert? Oder haben Sie sich von Ihrem Kummer abgelenkt? Wie könnten Sie von den anderen Bewältigungsstilen profitieren?

- Wenn Sie sich gefühlsorientiert verhalten, schmieden Sie am besten einen Aktionsplan.
- Wenn Sie problemorientiert handeln, profitieren Sie vielleicht davon, mit jemandem über Ihre Gefühle zu reden.
- Neigen Sie zur vermeidenden Bewältigung, dann atmen Sie tief durch und richten Sie Ihre Aufmerksamkeit auf das, was in Ihrem Leben passiert. Was könnten Sie tun, um Ihre Situation zu verbessern?

Das ABC der Resilienz

Das Penn-Resilienz-Programm (PRP) ist eine der besten Methoden der Entwicklung von Resilienz. Es wurde von Psychologen an der Universität von Pennsylvania entwickelt. Der Kern des PRP ist das ABC-Modell (negatives Ereignis, Überzeugung, Konsequenzen), das Sie im vorangegangenen Kapitel kennengelernt haben. Es zeigt uns, wie unsere Überzeugung in Bezug auf Ereignisse unsere Gefühle und Verhaltensweisen beeinflussen. Mithilfe dieses Modells lernen Menschen, die Fehler in ihrem Denken zu erkennen, den Wahrheitsgehalt ihrer Gedanken zu überprüfen und negative Überzeugungen durch alternative Erklärungsmöglichkeiten zu hinterfragen. Hier eine kurze Erinnerung:

- Wenn ein **negatives Ereignis** bevorsteht …
- haben Sie dazu eine bestimmte Überzeugung, eine Deutung des Geschehens. Diese **Überzeugung** führt zu …
- **Konsequenzen** für Ihre Gefühle und Ihr Verhalten – wie Sie sich in diesem Moment gefühlt und wie Sie sich verhalten haben, auch wenn Sie gar nicht reagiert haben.

Das negative Ereignis ist das, was tatsächlich geschieht. Dieses Ereignis kann für eine Person nur ein mildes Ärgernis sein, für eine andere aber eine Katastrophe. Das liegt an den unterschiedlichen Überzeugungen dieser Personen. Resilienz bedeutet, dass man auf das, was man verändern kann, Einfluss nimmt. Das Ereignis selbst mag außerhalb Ihrer Kontrolle liegen, aber Sie können Ihre Überzeugung verändern. Und genau darum geht es – weniger um das Ereignis selbst, sondern um die Art, wie wir darüber denken. Unsere Deutung des Geschehens bestimmt, wie wir uns fühlen und wie wir uns verhalten. Ein kleines Beispiel:

Sie stecken im Stau (das negative Ereignis). Ihre Überzeugung ist, dass Sie zu spät zur Arbeit kommen und Ihren Job verlieren werden. (Sehen Sie, wie die Gedanken gleich zum Schlimmsten springen?) Die Konsequenz daraus könnte sein, dass Sie nervös werden (Gefühl) und eine unerlaubte Abkürzung nehmen (Verhalten).[68]

Das eigene »ABC« zu kennen, ist ein wichtiger Schritt zu mehr Resilienz. Das Schwierige daran: Die Überzeugungen sind Automatismen, die man oft nur schwer erkennt. Daher kann es einfacher sein, bei den Konsequenzen anzufangen und aus ihnen auf die dazugehörigen Überzeugungen zu schließen. Ermitteln Sie die Konsequenzen in der Tabelle auf der nächsten Seite und sehen Sie in der linken Spalte, welche Überzeugungen sie auslösen.

Ein Beispiel für diese umgekehrte Variante: Sie kommen abends nach Hause und finden eine Benachrichtigung, dass ein Paket nicht zugestellt werden konnte. Sie werden wütend (die emotionale Konsequenz). Nun können Sie umgekehrt daraus schließen, dass die Wut (das C) aus einer Überzeugung (das B) entstand, nämlich der, dass das Holen des Pakets Ihnen den ganzen Samstag verdirbt. Schreiben Sie nun Ihr eigenes ABC in die Tabelle auf der nächsten Seite.

Überzeugungsarten

Überzeugung	Konsequenzen
Die Überzeugung betrifft ...	Gefühle/Verhalten
Verluste (einer Person oder einer Sache)	Trauer/Rückzug
Gefahren (etwas Schlimmes passiert gerade)	Angst/Aufgebrachtheit
Übertretungen (mir wurde Schaden zugefügt)	Wut/Aggression
Verfehlungen (ich habe etwas Falsches getan)	Schuld/Wiedergutmachung
Negative Vergleiche (ich bin nicht gut genug)	Scham/Verkriechen

Wenn Sie erst einmal etwas Übung in der Analyse Ihres ABC haben, werden Sie Ihre eigenen Denkmuster und typischen Gefühle erkennen. Sie werden merken, ob Sie beispielsweise eher zu Trauer, Angst oder Wut neigen. Es sind genau solche wiederholt auftretenden Muster aus negativen Gedanken und Gefühlen, die zu Depressionen führen können.

negatives Ereignis (was tatsächlich geschehen ist)	Überzeugung (wie Sie das Geschehen deuten)	Konsequenzen (Gefühle und Verhalten)
Ich bin auf das Auto des Nachbarn aufgefahren.	Er wird mich dafür hassen!	Ich war nervös (Gefühl) und ging ihm aus dem Weg (Verhalten)

Wir können die negativen Überzeugungen, die unsere Resilienz untergraben, nur dann verändern, wenn wir auch unsere Sicht auf Probleme verändern und eine hilfreichere Denkweise entwickeln. Im Kapitel über Optimismus (siehe Kapitel 7, S. 102) haben Sie bereits die meisten Techniken kennengelernt (unter »D« für Disputation). Dr. Karen Reivich, Leiterin des PRP und Co-Autorin des Buchs *The Resilience Factor*[69], beschreibt das als eine Entwicklung von gewissenhaftem und flexiblem Denken. Gewissenhaftes Denken bedeutet, dass wir alle Hinweise, die unsere Überzeugung stützen oder widerlegen, abwägen. Flexibles Denken heißt, dass wir unser Denken besser anpassen können und eine alternative und optimistischere Sicht auf die Situation einnehmen können.

Sie fragen sich vielleicht, warum wir das nicht von Natur aus tun. Das liegt an der **Bestätigungstendenz** und an der **Negativitätstendenz.**

Die **Bestätigungstendenz** ist die Gewohnheit, nur jene Hinweise zu sehen, die unsere Überzeugung bestätigen, und alle anderen zu ignorieren. Was nicht in unser Weltbild passt, beachten wir nicht. Was ihm widerspricht, übersehen wir. Wenn Ihre negative Überzeugung lautet, dass Sie nach Ihrer Entlassung nie wieder einen Job finden, achten Sie nur auf Hinweise, die diese Meinung bestätigen – etwa die schlechte Wirtschaftslage. Und Sie ignorieren alle Informationen, die Ihre Überzeugung widerlegen – etwa dass es trotz Konjunkturflaute mehr Beschäftigte als Arbeitslose gibt.

Und hier kommt zusätzlich die Negativitätstendenz ins Spiel. Das Gehirn konzentriert sich auf das Schlechte, zum Beispiel auf deprimierende Berichte über Arbeitslosigkeit, während es die Erfolgsgeschichten von Menschen, denen ein Neuanfang gelungen ist, ausblendet.

Wenn Sie depressiv sind, liefert Ihnen Ihr Gehirn nur die Informationen, die Ihre Schwarzmalerei bestätigen. Das zieht Sie noch tiefer in die Abwärtsspirale. Es hilft bereits, wenn man weiß, dass es diese Tendenzen gibt. Aber das Gehirn hat noch weitere Tricks auf Lager – irrige Annahmen und Denkfehler, die wir oft machen, wenn wir gestresst oder depressiv sind. Sie hindern uns daran, flexibel zu denken. Wenn wir ein wenig Abstand von unseren Gedanken nehmen (etwa mithilfe von Achtsamkeit), erkennen wir, wie unser Gehirn tickt: Es glaubt das Negative und misstraut dem Positiven.

Aaron Beck ist einer der Wegbereiter der KVT. Er erkannte, dass dieses »verzerrte Denken« im Zusammenhang mit Depressionen steht. Eine bedrückte Stimmung wird vor allem von unserer Sicht auf die Welt erzeugt. Wenn wir gedankliche Automatismen unterbrechen, können wir die Abwärtsspirale aufhalten. Die nachfolgende Liste zeigt einige der häufigsten Denkfehler. Vielleicht finden Sie sich in einigen wieder. All diese Denkfehler erzeugen einen Tunnelblick und kommen sehr oft vor, besonders bei depressiven Menschen.

 Denkfehler[70]

- **Schwarz-Weiß-Denken:** Man denkt nur in zwei Kategorien – alles oder nichts. »Es wird immer so sein.« »Es wird sich nie etwas ändern.« Dieses extreme Denken ist typisch bei einer Depression. Hinterfragen Sie es direkt: »Immer? Nie? Stimmt das wirklich?«
- **Mentale Filter:** Man betrachtet das Leben durch die graue Brille und konzentriert sich vorwiegend auf einen Aspekt eines Ereignisses, meist auf den schlimmsten.
- **Über- und unterbewerten:** Die Realität wird verzerrt, indem man das Negative an einer Situation überbewertet (aus einer Mücke einen Elefanten macht) oder das Positive unterbewertet.
- **Das Positive verwerfen:** Die positiven Aspekte einer Situation werden immer als unbedeutend abgelehnt.
- **Voreilige Schlüsse ziehen (meist negative):** Zum Beispiel in Form von »Gedankenlesen«, wenn man meint zu wissen, was andere denken – oder in Form des »Prognostizierens«, wenn man voraussagt, wie sich eine Situation entwickeln wird.
- **Ich bin schuld:** Wenn Sie glauben, dass Sie der Grund für alles Schlechte in Ihrem Leben sind.

- **Die anderen sind schuld:** Wenn Sie andere und die Umstände für negative Ereignisse verantwortlich machen und dabei Ihre eigene Rolle ignorieren.
- **Verallgemeinerungen:** Man betrachtet einzelne Beispiele als Grundregeln, nach denen die Welt angeblich funktioniert.
- **»Sollte«-Aussagen:** Starre Denkmuster, die beschreiben, wie die Welt sein »sollte« oder wie andere Menschen sich verhalten »sollten«.
- **Stigmatisierung:** Menschen und Ereignisse in negative Schubladen stecken, etwa indem man sich selbst als Versager bezeichnet.

Externalisieren Sie Ihre negative Überzeugung, indem Sie sie aufschreiben oder mit jemandem darüber sprechen. Das kann dabei helfen, den blinden Fleck zu erkennen. Vielleicht halten Sie Ihre Sichtweise für realistisch und merken gar nicht, wie negativ sie ist – wie im Fall von »Ich habe meinen Job verloren. Ich finde nie wieder einen neuen«. Wenn Sie den Gedanken aufschreiben, erkennen Sie leichter, dass es sich um Schwarz-Weiß-Denken handelt und Sie voreilige Schlüsse ziehen. Das Analysieren der Überzeugung hilft dabei, Tatsachen von reinen Vermutungen zu unterscheiden. Im folgenden Beispiel sehen Sie, wie eine negative Überzeugung geprüft wird. Probieren Sie es selbst aus.

☆ **Überzeugungsanalyse**

Negatives Ereignis: Meine Beziehung ging in die Brüche.

Überzeugung: Ich werde nie wieder einen Partner finden.

Was sind die Fakten?

- Ich habe den größten Teil meines Erwachsenenlebens in Beziehungen verbracht.
- Auch nach einer Scheidung gehen Menschen neue Beziehungen ein. Ich weiß, dass X und Y (konkrete Beweise) neue Partner gefunden haben.
- Man kann in jedem Alter einen neuen Partner finden.

Negatives Ereignis: _____

Überzeugung: _____

Was sind die Fakten? _____

_____

_____

_____

Ich finde hierfür die Frage »Ist es möglich?« sehr hilfreich (mehr dazu in Kapitel 7: Ist das möglich?, S. 116). Ist es denn möglich, dass Sie einen neuen Partner finden? Sofern Sie nicht in einer sehr strengen Gesellschaft leben, in der Beziehungen verboten sind, lautet die Antwort eindeutig »Ja«.

Positive Gefühle füllen Ihr Reservoir der Resilienz

Positive Gefühle tragen auf vielerlei Weise zu Resilienz bei. Auf persönlicher Ebene wirken sie gegen Stress und schützen vor Depressionen, sodass sie sich von negativen Erlebnissen leichter erholen. Auf gesellschaftlicher Ebene zeigen zum Beispiel Studien zu den Auswirkungen der Terroranschläge vom 11. September in den USA, dass positive Gefühle den Menschen halfen, einen Sinn in negativen Situationen zu erkennen und das Trauma zu überwinden.[71]

Denken Sie nur daran, wie ein Lachen selbst in schwersten Zeiten die Stimmung heben kann. Humor erzeugt positive Gefühle und das kann helfen, Krisen zu bewältigen. Schöne Erlebnisse, die Ihr Herz mit Freude erfüllen, heben Ihre Stimmung und fördern Ihre Resilienz. Positive Gefühle mindern den Einfluss der Negativität auf Ihre Sichtweise. Für Barbara Fredrickson, Autorin des Buchs *Die Macht der positiven Gefühle*, sind positive Gefühle das Fundament der Resilienz, die den Abstieg in die Depression aufhalten. Momente, in denen Sie sich gut fühlen, geben Ihnen eine neue Perspektive und kehren die Abwärtsspirale wieder um.[72]

Die Möglichkeit, positive Gefühle zu empfinden, entscheidet, ob man sich von Stressreaktionen schnell erholt oder ob man tagelang mit den Auswirkungen von Stress zu kämpfen hat. Positive Gefühle aktivieren das parasympathische Nervensystem und senken Puls und Blutdruck wieder auf Normalwerte. Natürlich empfinden auch resiliente Menschen negative Gefühle, aber gleichzeitig können auch positive Gefühle in ihnen existieren. Die Übungen der vorangegangenen Kapitel werden Ihnen dabei helfen, Ihr Reservoir mit positiven Gefühlen zu füllen und Ihre Resilienz zu steigern.

Körpereinsatz für Notfälle

Mitten in einer Krise können wir oft nicht klar denken. Resilienz kommt uns da nicht in den Sinn. Unser Körper ist dann im Kampf-oder-Flucht-Modus und schüttet Stresshormone wie Cortisol und Adrenalin aus. Die Amygdala (der Bereich des Gehirns, der für Stress, Nervosität, Angst und Wut zuständig ist) ist hochaktiv. Da fällt es schwer, einen kühlen Kopf zu bewahren. In solchen Momenten kann man den Körper als Erste-Hilfe-Maßnahme nutzen. Eine körperliche Aktivität kann das Alarmsignal des sympathischen Nervensystems (das uns auf Kampf oder Flucht vorbereitet) ausschalten und das para-sympathische Nervensystem (zuständig für Ruhe und Regeneration) aktivieren, das uns entspannen lässt, sodass wir wieder klarer denken können.

Erste Hilfe für mehr Resilienz

- tiefes Atmen
- jede körperliche Aktivität – zum Beispiel Gehen, Laufen, Tanzen, Schwimmen
- Meditation
- Yoga
- Kampfkunst, etwa Tai Chi oder Qi Gong

Der Körper spielt für Ihre Basisresilienz eine wichtige Rolle. Denken Sie nur daran, wie belastend Probleme sein können, wenn man auch noch müde, ausgelaugt oder krank ist. Positives Denken fällt viel leichter, wenn man gut schläft, sich halbwegs gesund ernährt, sich be-wegt und dadurch mehr Energie hat. Ihr körperliches Wohlbefinden wirkt sich auf Ihre Resilienz aus. Achten Sie daher auf das Zusammen-spiel von Körper und Geist. Wenn Sie Ihren Körper gut behandeln, profitiert auch Ihr psychisches Wohlbefinden davon.

Auf andere zugehen

Manchmal findet man erst dann einen Weg aus der Depression, wenn man am absoluten Tiefpunkt angelangt ist. Manchmal wenden wir uns erst dann an andere Menschen. Oft kämpfen wir allein gegen unsere Depressionen an, bis wir keinen Ausweg mehr sehen. Erst als ich meinen Tiefpunkt erreicht hatte, nahm ich die Freundlichkeit und das Mitgefühl anderer, auch fremder Menschen wahr. Es gibt Menschen, die Ihnen auf dem Weg aus der Dunkelheit helfen wollen. Fassen Sie sich ein Herz und gehen Sie auf sie zu. Sie werden überrascht sein, wer sich als rettender Engel entpuppt. Menschen, die selbst schon an einer Depression litten, verstehen, wie Sie sich fühlen. Hilfe finden Sie nicht nur bei Menschen, die Sie kennen, sondern auch in Selbsthilfegruppen und Internetforen. Vielleicht hilft es Ihnen, sich mit Menschen auszutauschen, die Ähnliches durchgemacht haben.

Helden der Resilienz

Kennen Sie einen resilienten Menschen, den Sie bewundern? Jemand, der eine Krise überwinden und wieder aufblühen konnte? Solche Menschen können für Sie eine Quelle der Inspiration sein. Es kann jemand sein, den Sie persönlich kennen. Meine Heldin ist meine Großmutter aus Nordfrankreich. Im Zweiten Weltkrieg musste sie von einem Bauernhof, auf dem sie während der Besetzung Frankreichs wohnte, fliehen. Man schoss auf sie und der Splitter eines Geschosses steckte in ihrem Hals. Sie überlebte. Ihr Held kann aber auch eine historische Persönlichkeit sein, zum Beispiel Nelson Mandela, der 27 Jahre seines Lebens im Gefängnis verbrachte, bevor er zum Präsidenten Südafrikas gewählt wurde.

Sie können Resilienz aus den Geschichten und Strategien anderer Menschen lernen. Eine Freundin von mir liest gerne Bücher, in denen schwierige Situationen gemeistert werden. Es beruhigt und inspiriert sie, über Menschen zu lesen, die ganz allein die Welt umsegelten oder eine Entführung überlebten. Die Schicksale anderer Menschen relativieren ihre eigenen Probleme.

Wer sind Ihre resilienten Helden?

1. Welche Schwierigkeiten mussten sie überwinden?
2. Welche Stärken haben sie dabei gezeigt?
3. Welche Strategien setzten sie ein?
4. Was können Sie aus ihren Erlebnissen lernen?

SSRI: Ihr Resilienz-Baukasten

Ein wichtiger Nährboden für Ihre Resilienz sind Ihre eigenen Erfahrungen. Mein Kollege und Freund, Dr. Chris Johnstone, hat mich mit dem SSRI-Baukasten bekanntgemacht. Chris war früher Arzt und ist heute Experte für Resilienz. Auch er litt unter Depressionen. Mit »SSRI« bezeichnet man normalerweise Serotonin-Wiederaufnahmehemmer, eine Gruppe der Antidepressiva. Hier steht das Kürzel aber für Strategien, Stärken, Ressourcen und Informationen – lauter Elemente, die Ihre Resilienz stärken können.

Denken Sie an eine schwierige Situation, die Sie bereits erfolgreich gemeistert haben. Was half Ihnen, sie zu bewältigen? Was waren Ihre:

- **Strategien?** Dazu gehören praktische Ansätze: um Hilfe bitten, sich um sich selbst kümmern oder problemorientiertes Vorgehen.
- **Stärken?** Das sind Ihre inneren Ressourcen wie Mut und Durchhaltevermögen. In Kapitel 11 (S. 166) können Sie Ihre Stärken entdecken.
- **Ressourcen?** Das sind Ihre externen Ressourcen, die Ihnen Orientierung, Inspiration oder Unterstützung bieten, zum Beispiel Freunde, Angehörige, Kollegen, Mentoren, Therapeuten, Selbsthilfegruppen, Internetforen und Organisationen.
- **Informationen?** Hilfreiche Ideen, Ansichten, Philosophien und Sprichwörter, zum Beispiel »Es geht alles vorüber« oder »Was dich nicht umbringt, macht dich stärker«.

Basierend auf dem Kurs Personal Resilience in 1 hour von Dr. Chris Johnstone, www.udemy.com

Mehr als Resilienz: Posttraumatisches Wachstum

Vielleicht ist es ein kleiner Trost, dass selbst die schlimmsten Erlebnisse – der Tod eines geliebten Menschen, eine Naturkatastrophe, Terroranschläge, Krieg, eine lebensbedrohliche Krankheit oder eine schwere Verletzung oder Behinderung – auch positive Aspekte haben können. Wir können Krisen nicht nur überstehen, wir können auch an ihnen wachsen. Dieses Phänomen nennt man posttraumatisches Wachstum – positive Veränderungen, die durch die Bewältigung traumatischer Erlebnisse entstehen können.[73] Das heißt aber nicht, das Erlebnis selbst zu verleugnen oder es symbolisch »wiedergutzumachen«, sondern selbst aus den schlimmsten Momenten des Lebens etwas Positives entstehen zu lassen. Neben Trauma und Verzweiflung können auch Erkenntnis und Wachstum existieren. Sehen wir uns daher einige Beispiele von posttraumatischem Wachstum an.[74] Die Betroffenen beschrieben

- **ein »besseres Ich«:** Sie fühlten sich stärker: »Wenn ich das überstehen kann, komme ich auch mit allem anderen klar.« Sie fühlten sich lebendiger, authentischer und dem Leben gegenüber offener; selbstbewusster, fähiger und unabhängiger; reifer und menschenfreundlicher.
- **stabilere und engere Beziehungen:** Sie schätzten andere Menschen mehr und erkannten, wer ihre wahren Freunde sind; sie empfanden mehr Liebe, Empathie und Mitgefühl, ein größeres Gemeinschaftsgefühl; sie hatten mehr Verständnis für andere, besonders für andere Trauma-Überlebende.
- **einen Sinn im Leben:** Sie lernten das Leben neu zu schätzen, erlangten eine weisere Sichtweise, ein spirituelles Erwachen; Prioritäten änderten sich, neue Möglichkeiten eröffneten sich.

Posttraumatisches Wachstum ist ein natürlicher Prozess nach Ereignissen, die unser Weltbild komplett erschüttern. Menschen verarbeiten Traumata auf zwei Arten – durch **Assimilation und Akkommodation.** Stephen Joseph, Autor des Buchs *Was uns nicht umbringt*, beschreibt posttraumatisches Wachstum mit einer treffenden Metapher. Denken Sie an eine schöne Vase, die zerbricht. Man kann sie wieder zusammenkleben und sie wird fast wie früher aussehen, aber sie wird Sprünge behalten und zerbrechlicher als zuvor sein. Das geschieht bei der Assimilation: Das Trauma wird in das gegenwärtige Weltbild integriert.

Alternativ kann man aus den Scherben der Vase auch etwas Neues kreieren, zum Beispiel ein Mosaik. Aus der Vase entsteht etwas Neues, das stabiler ist als eine geklebte Vase. Das ist die Akkommodation: Das Weltbild wird verändert, um die Realität des Geschehenen zu integrieren. Und dabei kann posttraumatisches Wachstum entstehen. Statt zu versuchen, das Leben wieder exakt wie zuvor aufzubauen (Assimilation), ist hier das Ziel, das Leben sinnvoll an die neuen Umstände anzupassen (Akkommodation). Ein Witwer kann beispielsweise posttraumatisches Wachstum erfahren, wenn er sich an das Leben als Single gewöhnt. Akkommodation bedeutet unter anderem, zu akzeptieren, dass zufällige negative Ereignisse eintreten können und man versuchen sollte, so gut es geht mit ihnen zu leben.[75]

Das Trauma aufschreiben

Um die positiven Aspekte negativer Ereignisse leichter zu erkennen, kann es hilfreich sein, das Erlebnis niederzuschreiben. Das Aufschreiben schlimmer Erlebnisse ist eine Form von Katharsis. Man schreibt sich die Last von der Seele und kann das Erlebnis vielleicht besser verstehen.[76] Es hilft dabei, die Gedanken zu ordnen und sich zu überlegen, was man tun könnte. Der Psychologe James Pennebaker hat den therapeutischen Nutzen des Schreibens über belastende Erfahrungen erforscht. Zwar kann das erneute Durchleben des Ereignisses aufwühlend sein, aber auf längere Sicht haben selbst vier Tage, an denen man täglich 15 Minuten schreibt, einen gesundheitlichen Nutzen, etwa für das Immunsystem. In einer Studie wandten Techniker, die ihren Job verloren hatten, die Methode des »expressiven Schreibens« an und berichteten darauf von positiven Folgen, unter anderem von neuen Jobangeboten.

Das Traumatagebuch

Wollen Sie es versuchen? Vielleicht wissen Sie schon, dass das Schreiben als Methode für persönliches Wachstum, Erkenntnisgewinn und Förderung der Kreativität eingesetzt wird, zum Beispiel in Julia Camerons Buch *Der Weg des Künstlers*. Dabei schreiben Sie einfach drauflos, ohne auf Rechtschreibung, Grammatik usw. zu achten. Versuchen Sie, 15 Minuten am Stück zu schreiben.

Schreiben Sie in den nächsten Tagen über Ihre innersten Gedanken und Gefühle zu einer der traumatischsten Erfahrungen Ihres Lebens. Schreiben Sie ohne Vorbehalte und ergründen Sie Ihre Gefühle. Sie können Ihre Erfahrung mit den Beziehungen zu anderen Menschen verknüpfen, oder mit Ihrer Vergangenheit, Gegenwart oder Zukunft. Zu dem Menschen, der Sie waren, der Sie gerne wären oder der Sie heute sind. Sie können an jedem der Tage über die gleichen allgemeinen Themen oder Erfahrungen schreiben, oder jeden Tag über ein anderes Trauma.

Basierend auf James Pennebakers »The Expressive Writing Paradigm«[77]

Kapitel 9: Positive Beziehungen – andere Menschen sind wichtig

- **Worum geht es?** Beziehungen zu anderen Menschen sind der wichtigste Faktor, um glücklich zu sein.
- **Einsatzgebiete:** positive Gefühle, Lebenszufriedenheit und Wohlbefinden
- **Dazu passt auch:** Dankbarkeit (siehe Kapitel 4, S. 59) und Genießen (siehe Kapitel 5, S. 71).

»Andere Menschen sind wichtig.« So fasste Chris Peterson, einer der Begründer der Positiven Psychologie, die Wissenschaft vom Wohlbefinden zusammen.[78] Wir sind soziale Wesen und haben das Bedürfnis nach Kontakt und Zugehörigkeit. Geselligkeit und starke Beziehungen sind gemeinsame Merkmale der glücklichsten Menschen.[79] Depressionen bewirken, dass wir uns isoliert fühlen. Wir ziehen uns vor Menschen zurück, auch wenn diese uns unterstützen und ablenken könnten. Wir haben eine größere Angst vor Ablehnung und gehen darum seltener auf andere zu. Aber allein geraten wir noch leichter in die Abwärtsspirale. Menschen, die allein sind oder sich einsam fühlen, leiden öfter unter psychischen Erkrankungen als Menschen mit stabilen sozialen Kontakten. Zu dem, was wir für unser Wohlbefinden unbedingt brauchen, gehört das Gefühl der Zugehörigkeit – der Wunsch, von anderen verstanden und wertgeschätzt zu werden, mit ihnen verbunden zu sein und sich umeinander zu kümmern. Die Depression gibt uns das Gefühl, dass wir allein sein wollen, aber das genaue Gegenteil würde uns helfen: Kontakte zu anderen Menschen. Soziale Kontakte sind ein natürliches Antidepressivum. Sie heben die Stimmung und mindern Ängste, emotionales Leid und Stress. In diesem Kapitel ergründen wir darum einige Methoden, positive zwischenmenschliche Beziehungen zu fördern.

In einer Konsumgesellschaft wird die Wichtigkeit von Beziehungen oft unterbewertet. Trotzdem sind Menschen, denen Liebe wichtiger ist als Geld, glücklicher als reine Materialisten. Dabei denke ich besonders an einen Workshop mit Jugendlichen. Wir sprachen darüber, was uns glücklich macht und was nicht. Ich sagte, dass Geld nur einen kleinen Teil zum Glück beiträgt. Sobald die Grundbedürfnisse gedeckt sind, hat weiteres Geld kaum noch Auswirkungen auf unser Wohlbefinden. Das wollten die Jugendlichen gar nicht hören! Für sie war Geld der Schlüssel zum Glück. Wir machten dann eine Übung, in der die Jugendlichen ihre glücklichsten Erinnerungen genießen sollten. Es waren Geschichten über Verliebtheit, die Geburt von Babys und schöne Momente mit besonderen Menschen. Und da fiel bei den Jugendlichen der Groschen: Keines der Erlebnisse kostete Geld. Die schönsten Dinge im Leben kann man nicht kaufen. Diese Erkenntnis, dass das Glück eher in Beziehungen zu finden ist als im Einkaufszentrum, zeigt Ihnen ganz deutlich, in was Sie investieren sollten. Schenken Sie den Menschen in Ihrem Leben mehr Zeit und Aufmerksamkeit.

Mikro-Momente der Verbundenheit

Im 21. Jahrhundert liegt unser Schwerpunkt viel öfter auf dem »Ich« als auf dem »Wir«. In früheren Generationen waren die Bedürfnisse von Familie und Gesellschaft wichtiger. Martin Seligman zufolge hat die weite Verbreitung der Depression zum Teil mit diesem Trend zum Egoismus zu tun.[80] Barbara Fredrickson forscht zum Thema Liebe und hat vielleicht ein Gegenmittel: Die Liebe, das wichtigste positive Gefühl, fördert auf vielerlei Weise unser psychisches und körperliches Wohlbefinden.[81] Fredrickson beschreibt die Liebe als »positive Resonanz« – Mikro-Momente der Herzlichkeit und Verbundenheit, in denen man die positiven Gefühle und Verhaltensweisen der anderen Person selbst erfährt und widerspiegelt und in denen eine gegenseitige Zuneigung besteht. Daran gefällt mir ganz besonders, dass man diese Mikro-Momente mit jedem Menschen haben kann, auch mit völlig Fremden. Lächeln Sie daher doch einmal einen Menschen auf der Straße an!

Der 5:1-Positivitätsanteil für Beziehungen

Was braucht eine Beziehung, damit sie gelingt? Prof. John Gottmans »Liebeslabor« an der Universität von Washington erbrachte ein interessantes Ergebnis: Damit eine Beziehung gedeihen kann, sollte der Anteil von positiven emotionalen Erfahrungen (z. B. ein liebevoller Umgang miteinander, Interesse am anderen) in einem Verhältnis von 5:1 zu negativen Erfahrungen (z. B. unfreundliches, kritisches Verhalten, Verletzen der Gefühle oder Ignorieren des anderen) stehen. Das heißt, auf fünf positive Erfahrungen sollte nur eine negative kommen. Negative Erfahrungen sind für eine Beziehung so destruktiv, dass man sie mit fünf positiven ausgleichen muss. Vielleicht mit einer ernstgemeinten Entschuldigung (1), einer Flasche Wein (2), einem Abendessen (3), Pralinen (4) und einer Fußmassage (5). Aber ganz im Ernst: Gottman konnte anhand der Art, wie Paare miteinander umgehen, mit hoher Genauigkeit voraussagen, welche Paare zusammenbleiben und welche nicht.[82] Die vier destruktivsten Verhaltensweisen in einer Beziehung sind: Abwehr/Rechtfertigung, »Mauern«, Kritik und Geringschätzung. Seien Sie gewarnt!

Fünf positive Dinge

Die Negativitätstendenz, die unsere Aufmerksamkeit auf das Negative lenkt, bevor wir das Positive bemerken, spielt auch in Beziehungen eine Rolle. Die Macken des Partners fallen uns viel deutlicher auf als seine guten Eigenschaften. Um dieser Tendenz entgegenzuwirken und die Beziehung zu stärken, sollten Sie sich aktiv an das erinnern, was Sie an Ihrem Partner mögen – Güte, Loyalität, Energie, Humor, Arbeitsmoral usw. – und was er schon Gutes getan hat. Dankbarkeit ist Balsam für eine Beziehung und hilft Ihnen, Ihren Partner mit all seinen Fehlern zu schätzen. Denken Sie an fünf positive Aspekte Ihres Partners, die zu Ihrem Positivitätsanteil beitragen.

☆ **Was ich an .... liebe**

1. _____

2. _____

3. _____

4. _____

5. _____

Miteinander reden

Ob Ihre Beziehung Bestand hat, hängt stark davon ab, wie Sie und Ihr Partner miteinander kommunizieren. Dr. Shelly Gable hat vier wesentliche Kommunikationsstile ermittelt. Sie reichen von aktiver bis zu passiver und von konstruktiver bis zu destruktiver Kommunikation. Man erkennt sie an der Art und Weise, wie jemand auf eine gute Nachricht reagiert.[83] Nur einer dieser vier Stile hilft der Beziehung. Sehen Sie sich die folgenden Beispiele an. Erkennen Sie Ihren Stil oder den anderer Menschen aus Ihrem Umfeld wieder?

Reaktionsmodell

Die gute Nachricht	Typische Reaktion	Art der Reaktion
Ich habe einen neuen Job!	»Klingt gut.« (zurückhaltend)	Passiv und konstruktiv Mäßige, eher unbeteiligte Bestätigung
Ich habe einen neuen Job!	»Heute hab ich es wieder mal ziemlich im Rücken.«	Passiv und destruktiv Die gute Nachricht wird ignoriert, das Thema auf sich selbst gelenkt.
Ich habe einen neuen Job!	»Wird dir das nicht zu stressig?«	Aktiv und destruktiv Der neue Job wird gleich madig gemacht.
Ich habe einen neuen Job!	»Das ist toll! Ist das der, den du unbedingt wolltest? Wann fängst du an?«	Aktiv und konstruktiv Begeisterung, Nachfragen; bringt Nutzen

Basierend auf Gable et al.[84]

Aktiv konstruktive Reaktionen drücken im Gegensatz zu den passiven und destruktiven Stilen Begeisterung und Anteilnahme aus. Durch weiteres Nachfragen erhält der Überbringer der guten Nachricht die Möglichkeit, noch mehr Positives zu berichten, sodass beide aus dem Ereignis einen Nutzen ziehen können. Nur diese Art der Reaktion stärkt die Verbindung und macht aus einer guten Beziehung eine erfüllende, in der beide von positiven Gefühlen, Glück, Selbstwert und einem geringeren Grad an Einsamkeit profitieren können. Interessanterweise wirkt sich ein aktiv konstruktiver Kommunikationsstil stärker auf die Qualität der Beziehung aus, als wenn sich Partner in schlechten Zeiten gegenseitig unterstützen.

Soziale Gefühle

Gefühle sind ansteckend. Sie verbreiten sich rasch innerhalb von Gruppen, Firmen und Gemeinschaften. Das gilt für positive und negative Gefühle. Gute Laune kann ansteckend sein und von Mensch zu Mensch überspringen, während Niedergeschlagenheit die Stimmung aller sinken lässt. Nicht nur Ihre persönliche Stimmung kann steigen oder sinken, auch die Stimmung einer Gruppe. Achten Sie darauf, besonders wenn Sie sehr empfänglich für die Gefühle anderer Menschen sind – wie es bei feinfühligen Personen oft der Fall ist. Wenn die Menschen in Ihrem Umfeld ständig am Jammern sind, wird sich die Negativität verbreiten. Unser Gehirn besitzt »Spiegelneuronen«, die durch die Wahrnehmung der Gefühle anderer aktiviert werden.[85] Das bedeutet, dass wir Gefühle anderer annehmen und selbst empfinden. Darum schaue ich mir im Fernsehen lieber Comedy an und lasse mich vom Humor anstecken, statt mich von den deprimierenden Nachrichten auslaugen zu lassen.

Nutzen Sie dieses Wissen, um Freude und Optimismus statt Hoffnungslosigkeit zu verbreiten. Machen Sie auf die positiven Aspekte einer Situation aufmerksam und distanzieren Sie sich von der kollektiven Negativität einer Gruppe. Die folgenden Tipps helfen Ihnen, mit ansteckenden Gefühlen richtig umzugehen.[86]

- Ein Lächeln ist ansteckend. Lächeln Sie und geben Sie Ihre gute Laune an andere weiter.

- Andere Menschen sind wichtig, aber lassen Sie sich nicht von den Problemen anderer vereinnahmen. Sie können mitfühlen, ohne mitzumachen.

- Finden Sie heraus, welche Menschen in Ihrem Umfeld Energie verbreiten und welche von der Energie anderer zehren. Letztere laugen Sie aus, während Erstere Sie mit Freude erfüllen.

- Bauen Sie wertvolle Verbindungen auf.[87] Dazu gehört, dass man sich gegenseitig respektiert und vertraut und dass der Kontakt von beiden Seiten aktiv gepflegt wird. Jeder Kontakt bietet die Chance, eine wertvolle Verbindung aufzubauen. Wenn Menschen sich engagiert fühlen und offen sind, entsteht positive Energie und gegenseitige Unterstützung.

- Schützen Sie sich vor zerstörerischen Verbindungen, die Ihnen die Energie rauben. Solche Beziehungen sind voller Misstrauen und es fehlt an gegenseitigem Respekt. Manche dieser Verbindungen kann man nur schwer vermeiden – zum Beispiel, wenn die betreffende Person Ihr Vorgesetzter ist. Versuchen Sie in solchen Fällen, das Verhalten nicht allzu persönlich zu nehmen – oft fehlt es der anderen Person nur an sozialer Kompetenz.

Das Einmaleins der sozialen Vergleiche

Wir Menschen haben die schlechte Angewohnheit, uns mit anderen zu vergleichen. Bin ich genauso erfolgreich? Glücklich? Attraktiv? Wohlhabend? Schlank? Dieses Konkurrenzdenken ist tief in uns verankert und wir beurteilen unsere eigenen Ansichten und Ziele mit jenen anderer. Das wirkt sich stark auf unser Wohlbefinden aus.[88] Soziale Vergleiche beeinflussen uns auf vielerlei Weise. Studien haben gezeigt, dass Menschen lieber mehr Geld im Vergleich zu Ihren Kollegen verdienen würden als einfach nur mehr Geld. Besser als andere dazustehen wird als wichtiger empfunden.

Wenn Sie unter Depressionen leiden sind soziale Vergleiche der ultimative Stimmungstöter. Sie werden sich noch schlechter fühlen, wenn Sie es in irgendeinem Bereich schlechter haben als jemand anders. Daraus entsteht ein gefährliches Gemisch aus negativen Gefühlen wie Neid, Verbitterung, Angst, Trauer, Wut oder Abscheu, in Kombination mit Unsicherheit und einem geringen Selbstwertgefühl. Glückliche Menschen neigen weniger zu destruktiven Vergleichen. Sie vergleichen sich zwar auch, aber die Erfolge anderer Menschen wirken sich nicht so stark auf ihr persönliches Wohlbefinden aus.

Vergleichen Sie nach unten statt nach oben

Bei Aufwärtsvergleichen vergleichen wir uns mit Menschen, die in unseren Augen besser sind als wir. Das kann inspirierend sein: Wenn wir selbst einen ähnlichen Erfolg erzielen könnten, motiviert uns der Vergleich, dieses Ziel zu erreichen. Meist finden Aufwärtsvergleiche jedoch mit Personen außerhalb unserer Möglichkeiten statt – etwa mit Prominenten mit ihren perfekten Körpern und ihrem Luxus. Aufwärtsvergleiche geben uns das Gefühl, unzulänglich zu sein.

Daher sollten Sie sich von unvorteilhaften Vergleichen ablenken. Falls das nicht möglich ist, gibt es auch eine gesündere Alternative: der Abwärtsvergleich. Hierbei vergleichen wir uns mit Menschen, die es weniger gut haben als wir selbst. Das klingt unmoralisch, aber es funktioniert. Abwärtsvergleiche können Ihnen das Positive in Ihrem Leben bewusst machen und die negativen Gefühle, die durch Aufwärtsvergleiche entstehen, neutralisieren. Ich vergleiche mich zum Beispiel mit Menschen, die in politisch instabilen Ländern leben. Das macht mich dankbar dafür, dass ich in einer stabilen Demokratie lebe.

Die Liebe pflegen

Wenn Beziehungen wirklich die Hauptquelle des Glücks sind, ist die Liebe die ultimative Übung, um Wohlbefinden zu erzeugen. In der Positiven Psychologie ist die Liebe gleichzeitig eine Stärke und ein positives Gefühl. Momente der Liebe bestehen aus einer ganzen Palette von Gefühlen, von Freude und Dankbarkeit bis hin zu Gelassenheit, Hoffnung, Stolz, Heiterkeit, Inspiration und Ehrfurcht.[89] Je öfter Sie solche Momente erleben, desto stärker wird Ihre Resilienz. Und dann spüren Sie allmählich ein Gefühl der Einheit und der Gemeinschaft, das die Einsamkeit in der Depression lindert. Liebe hat viele Gesichter. Es gibt romantische Liebe, die zu einer partnerschaftlichen Liebe heranreift, oder die Art von Liebe, die man für Kinder, Eltern, andere Angehörige und Freunde empfindet. Liebe reicht von den Mikro-Momenten der Freundlichkeit bis zu einer umfassenden Liebe zu den Menschen und zu unserer Erde.

Das Pflegen der Liebe ist eine Art des Genießens (mehr dazu in Kapitel 5: Den Moment genießen, S. 71) und kann den Nutzen der Liebe verstärken. Ihre Liebe können Sie zum Beispiel pflegen, indem Sie sie verbal zum Ausdruck bringen. Eine Langzeitstudie über Ehepaare ergab, dass die Beziehung als schöner und stabiler empfunden wurde, wenn sich die Partner ihre Liebe und das Genießen dieser Liebe mitteilten. Bryant und Veroff geben einige Tipps zum Genießen einer romantischen Beziehung, die man auch auf andere Beziehungsformen anwenden kann.[90]

- gemeinsame Interessen und Hobbys pflegen
- am Leben des anderen aufmerksam teilhaben, um dessen Vorlieben und Abneigungen zu kennen
- an einer gemeinsamen Aufgabe arbeiten
- über persönliche Dinge sprechen, um die Vertrautheit zu fördern

Etwas mit anderen zu teilen, stärkt nicht nur Beziehungen, sondern vergrößert auch das empfundene Vergnügen. Stellen Sie sich vor, wie Sie einige der Übungen aus diesem Buch mit anderen teilen. Machen Sie zusammen mit einem Freund oder Partner die Übung »drei gute Dinge« (S. 118) und spüren Sie, wie die positive Energie zwischen Ihnen wächst.

Nette Gesten

Je mehr Sie geben, desto mehr bekommen Sie. Nette Gesten erzeugen eine Win-win-Situation: Sie helfen anderen, sich besser zu fühlen, wodurch auch Sie sich besser fühlen. Altruismus fördert Ihr psychisches Wohlbefinden und Ihre Beziehungen. Das mag seltsam klingen, wenn es Ihnen selbst gerade schlecht geht, aber es stimmt. Eine nette Geste ist eine gute Tat, mit der man anderen Menschen hilft – wenn Sie zum Beispiel jemanden unterstützen oder einen Teil Ihrer Zeit einem guten Zweck widmen. Freiwilligenarbeit wird oft als Heilmittel gegen Trübsinn empfohlen. Sie lenkt nicht nur von den eigenen Problemen ab, sie hilft auch gegen die Grübelei, die einer der Risikofaktoren für Depressionen ist.

Nette Gesten können spontan oder geplant sein. Den Studien von Sonja Lyubomirsky zufolge ist es aber wichtig, dabei für Abwechslung zu sorgen, damit die Nettigkeit nicht gedankenlos und routinemäßig wirkt, und mehrere nette Gesten in einer kurzen Zeitspanne unterzubringen. Das verstärkt deren positive Wirkung auf die Stimmung.[91] Aber denken Sie daran: Ihre gute Tat muss aus einem aufrichtigen Wunsch, zu helfen, entstehen. Wenn Sie sich zur Nettigkeit gezwungen oder verpflichtet fühlen, ist die Wirkung auf Sie und den Empfänger der Geste geringer.[92] Der Antrieb dafür muss intrinsisch sein (Nettigkeit um der Nettigkeit willen) und nicht extrinsisch (Nettigkeit, um etwas zu erhalten, etwa mehr Wohlbefinden).

Nettigkeiten, mit denen man wildfremde Menschen erfreut, sind die Grundlage einer sozialen Bewegung. Diese »zufälligen Aktionen der Freundlichkeit« bringen Freude und fördern das globale Wohlbefinden. Eine andere Idee ist das »Glücksprinzip«: Man vollbringt gute Taten für andere – als Dank dafür, wenn man selbst der Empfänger einer anderen guten Tat war. Zu diesem weltweiten Phänomen gibt es auch Websites mit vielen Ideen für gute Taten.[93]

Vergebung

Falls Sie sich über dieses Thema wundern sollten: Anderen zu vergeben, ist ebenfalls gut für Ihr persönliches Wohlbefinden. Das Loslassen ist heilsam und mindert Depressionen, Wut, Ängste und Feindseligkeit. Es tut auch Ihrem Körper gut, indem es Stress verringert und den Blutdruck senkt.[94] Aber es ist leichter gesagt als getan. Vielleicht hilft es, wenn Sie das Vergeben als etwas betrachten, das Sie für sich selbst tun und nicht für die betreffende Person – und sich dadurch von den negativen Gefühlen lösen, die ein langgehegter Groll erzeugt. Vergebung befreit von Verbitterung, Zorn und düsteren Rachegedanken. Der Wunsch, es dem anderen heimzuzahlen, ist vielleicht stark, aber ein Racheakt steigert das Risiko, dass daraus ein Teufelskreis aus destruktiven Taten entsteht.

Vergebung bedeutet nicht, dass Sie das erfahrene Leid hinnehmen, entschuldigen, vergessen oder verleugnen. Es heißt auch nicht, dass Sie sich von anderen schikanieren lassen oder die Beziehung zu den betreffenden Personen aufrechterhalten müssen. Vergeben bedeutet, dass Sie auf verletzendes Verhalten mit Nachsicht statt mit Rache reagieren. Um zu vergeben, müssen Sie die betreffende Person nicht kontaktieren. Sie können auch einen Verzeihensbrief schreiben, den Sie nicht abschicken. Es gibt mittlerweile auch ein Projekt, das Opfer und Täter zusammenbringt, um die Vergebung zu fördern.[95] In der Positiven Psychologie gilt das Vergeben als Charakterstärke. Indem Sie sich diese Stärke aneignen, entwickeln Sie die Tugend der Mäßigung. In Kapitel 11 (S. 166) werden Sie mehr über Ihre Stärken erfahren.

Virtuelle Freunde

Vor einiger Zeit lag ich mit einer Grippe im Bett. Ich fühlte mich miserabel und einsam. Ich postete ein Update in einem sozialen Netzwerk und innerhalb weniger Stunden erhielt ich zahlreiche Nachrichten mit Genesungswünschen. Es war, als wäre die Sonne zwischen den dunklen Wolken erschienen. Meine Stimmung verbesserte sich. Ich war zwar allein, aber nicht mehr einsam.

Zählen solche »virtuellen Freunde« überhaupt als echte Freunde? Ich betrachte soziale Medien als einen Zugang zu einer neuen Art der Kommunikation. Sie sind für mich ein Bonus und kein Ersatz für persönliche Kontakte. Soziale Medien können uns das Gefühl geben, mit anderen verbunden zu sein, solange wir dabei nicht unsere Beziehungen in der realen Welt vernachlässigen. Soziale Medien ermöglichen es mir, mit Freunden im Ausland in Kontakt zu bleiben, an ihrem Leben teilzuhaben, Gleichgesinnte zu finden und mich mit Kollegen auf der ganzen Welt zu vernetzen.[96]

Der Nachteil ist, dass sich Menschen in den sozialen Netzwerken meist von ihrer besten Seite präsentieren, was unvorteilhafte soziale Vergleiche hervorrufen kann. Es wird Sie nicht wundern, dass es tatsächlich eine maximale Anzahl von »Freunden« gibt, mit denen man eine tiefere Beziehung aufrechterhalten kann. Überraschender ist, dass diese Zahl 150 beträgt – zumindest wenn es nach dem Evolutionsanthropologen Robin Dunbar geht.[97] Das ist die größtmögliche Zahl von sozialen Kontakten in Ihrem persönlichen Netzwerk, aus denen Sie noch einen gewissen Nutzen ziehen können.

Der Wert schwacher Verbindungen

Es ist ganz normal, dass wir unsere engen Beziehungen mehr schätzen als andere. Aber auch Ihr weiteres Umfeld hat seinen Wert. Schwache Verbindungen sind jene Menschen, die wir nicht so gut kennen. Bekannte, die in unserem Leben kaum eine Rolle spielen. Vielleicht denken Sie, dass viele unserer virtuellen Kontakte schwache Verbindungen sind, die im Vergleich zu Ihren starken Verbindungen kaum einen Nutzen für Sie haben. Unter bestimmten Umständen profitieren Sie aber auch von schwachen Verbindungen.[98] In der Theorie sieht das folgendermaßen aus: Unsere starken Verbindungen bewegen sich in den gleichen Kreisen wie wir, aber die schwachen Verbindungen gehören anderen Netzwerken an und öffnen uns Wege zu neuen Einflussbereichen, Ressourcen und sogar zu Jobs. Ein Netzwerk aus virtuellen Freunden kann Ihnen ganz neue Möglichkeiten eröffnen. Das ist die Stärke schwacher Verbindungen und ein Grund, sie zu pflegen.

Verheiratet, Single, Sonstiges ...

Vieles in diesem Kapitel macht vielleicht den Eindruck, dass Paare glücklicher sind als Singles. Und es stimmt, dass ein Ehepartner zu den wenigen Faktoren gehört, die Ihren Sollwert für das Glück steigern können. Aber ganz so simpel ist es nicht. Die anfängliche Steigerung des Wohlbefindens lässt mit der Zeit meist nach, auch wenn das Gesamtglück bei Verheirateten größer ist als bei Ledigen. Ausschlaggebend ist jedoch die Qualität der Beziehung. In einer belastenden Ehe geht es Ihnen schlechter, als wenn Sie ledig oder geschieden sind. Auch eine Lebensgemeinschaft fördert das Glücksgefühl, allerdings nicht so stark wie eine gute Ehe. Den größten Nutzen für das Wohlbefinden bringt also eine stabile, erfolgreiche Ehe.

Studien zufolge sind ledige und geschiedene Menschen weniger glücklich als Menschen in Beziehungen. Einer der Gründe dafür ist das Fehlen der schnellen seelischen Unterstützung. Wenn man sich nach einem miesen Arbeitstag bei einem Glas Wein seinen Frust von der Seele reden kann, verfliegt der Stress. Wer alleine lebt, hat es in dieser Hinsicht nicht so leicht. Wenn Sie also keinen Partner haben, lohnt es sich, andere persönliche Beziehungen aufzubauen. Ich kenne beides, das Singledasein und das Leben in einer Beziehung. Die Unterstützung, die ich von meinen Freundinnen erhalte und die ich ihnen gebe, ist genauso wertvoll wie jene eines Partners. Das Knüpfen und Pflegen von Freundschaften erfordert allerdings etwas mehr Mühe, da sie, anders als ein Partner, nicht automatisch für Sie da sind.

Der beste Freund des Menschen

Um den Schwarzen Hund der Depression loszuwerden, können auch Haustiere helfen. Der Kontakt zu Tieren wirkt sich positiv auf die Gesundheit aus. Einige meiner Freunde sind fest überzeugt, dass sich ihre Depression gebessert hat, als sie sich einen Hund angeschafft haben. Das sagten sie dazu:

»Der Hund hat mir geholfen, weil ich jemanden hatte, der mich brauchte. Ich musste mit ihm Gassi gehen und ihn füttern. Ein Hund schenkt Zuneigung und man hat jemanden, dem man Zuneigung schenken kann. Hunde haben Spaß und sind voller Begeisterung. Wenn dein Hund mit dem Schwanz wedelt und sich auf etwas freut, kann man nicht anders, als sich mitzufreuen.«

»Ich kann mit Gewissheit sagen, dass nach dem Tod meines Vaters mein Hund wesentlich zur Verarbeitung meiner Trauer beigetragen hat. Ich hatte an nichts mehr Interesse, nahm stark an Gewicht zu, verlor mein Selbstvertrauen und zog mich vor anderen zurück. Als ich Sabbi bekam, musste ich jeden Tag mit ihr raus, wovon ich doppelt profitierte: Die Verbindung zur Natur empfand ich als sehr heilsam und noch dazu bewegte ich mich wieder. Ich verlor meine überflüssigen Kilos und fand meinen Weg zurück ins Leben.«

»Ich erkannte, dass mir der Hund half, nicht wieder in Depressionen zu verfallen. Ich musste mich schließlich um ihn kümmern. Dieses Verantwortungsgefühl war die Rettung. Um mich um ein anderes Lebewesen kümmern zu können, musste ich mich um mich selbst kümmern.«

> *»Jemand machte mich darauf aufmerksam, dass die Beziehung zu meinem Hund Bob meine längste Beziehung zu einem männlichen Wesen war. Es sind schon zehn Jahre! Er ist treu, verlässlich und ich kann ihm vertrauen. Er ist gutherzig und liebt mich bedingungslos. Ganz klar trägt er zu meinem Wohlbefinden bei.«*

Immer mehr Menschen leiden unter sozialer Isolation. Hunde können helfen, Kontakte zu knüpfen. Kaum im Park angekommen, sind meine Freunde meist schon in Gespräche mit anderen Hundebesitzern verwickelt. Hunde machen sozialer, lenken von Grübelei ab und sorgen dafür, dass man sich bewegt. Sie können sogar bei der Partnersuche helfen. Ich kenne zwei Menschen, die sich über ihre Hunde kennengelernt haben und seit 20 Jahren ein Paar sind.

- Der Besitz eines Hundes schützt vor Depressionen.
- Hunde helfen, Stress und Ängste abzubauen.
- Ein Spaziergang mit Hund macht gesünder als ein Spaziergang allein.
- Der Besitz eines Hundes senkt den Blutdruck und stärkt das Immunsystem.
- Hundebesitzer müssen seltener zum Arzt.
- Hundebesitzer erholen sich meist schneller von einem Herzinfarkt.

Die Forschung bestätigt, dass der Besitz eines Hundes die psychische und körperliche Gesundheit fördert.[99] Japanische Wissenschaftler haben herausgefunden, dass Hundebesitzer das »Liebeshormon« Oxytocin produzieren, wenn sie mit ihren Hunden spielen. Dieses Hormon vermindert Stress und schützt vor Depressionen.[100]

Kapitel 10: Vitalität – Die Einheit von Körper und Geist

- **Worum geht es?** Um den Zusammenhang zwischen körperlicher und psychischer Gesundheit.
- **Einsatzgebiete:** Energie, positive Gefühle
- **Dazu passt auch:** Meditation (siehe Kapitel 6, S. 86) und positive Entwicklung (siehe Kapitel 12, S. 180).

Die Psychologie erweckt manchmal den Eindruck, dass sie den Körper ignoriert. Aber der Körper ist eines der mächtigsten – und kostenlosen – Hilfsmittel, um Depressionen zu besiegen. Körperliche Bewegung hilft ebenso gut wie Medikamente, wenn nicht sogar besser, bei der Regulation von Serotonin (für mehr Motivation und Willenskraft) und Noradrenalin (für mehr Konzentration). Außerdem wird dabei Dopamin ausgeschüttet, was die Vergnügungszentren im Gehirn aktiviert.[101] Bewegung ist ein starkes, natürliches Antidepressivum. Mittlerweile ist bekannt, dass der Körper die Psyche beeinflusst und dass das Wohlbefinden ein ganzheitliches ist – die somatopsychische Gesundheit. Ein gesunder Geist braucht das Fundament eines gesunden Körpers. Schlaf, Ernährung, Bewegung, Entspannung – davon hängt ab, ob Sie sich gut oder schlecht fühlen. Ernsthafte oder chronische gesundheitliche Probleme können eine Abwärtsspirale auslösen. Depressionen nehmen Ihnen die Vitalität, aber Ihr Körper kann Ihnen helfen, Ihre Energie und Ihr Wohlbefinden wiederzuerlangen.

Bewegung

Depressiven Menschen fällt es oft unglaublich schwer, einen optimistischen Gedanken zu fassen oder ein positives Gefühl zu empfinden. Bewegung hilft. Körperliche Aktivitäten erzeugen Endorphine, stimmungsaufhellende Hormone, die dazu beitragen, dass Sie wieder positiver denken können. Auf diese Weise kann Bewegung die Aufwärtsspirale ankurbeln, sodass es Ihnen gut genug geht, um die anderen Übungen in diesem Buch anzuwenden.

Wichtig ist, dass Sie eine körperliche Aktivität finden, zu der Sie sich auch überwinden können. Depressionen rauben nicht nur Ihre Energie, sondern auch Ihre Motivation. Verlangen Sie daher nicht zu viel von sich. Machen Sie einen kurzen Spaziergang, tanzen Sie in der Küche zu Ihrem Lieblingssong (schon drei Minuten genügen) oder machen Sie fünf Minuten lang etwas in Ihrem Garten. Sobald Sie sich bewegen, wird sich Ihre Stimmung verändern. Die Aktivität lenkt vom Grübeln ab und kann sogar Ihre Kreativität wecken. Wenn es mir an Ideen mangelt, bringt ein Spaziergang meist eine Lösung.

Die körperliche Aktivität soll Spaß machen und sich nicht wie eine Strafe anfühlen. Prof. Michael Argyle, Autor des Buchs *The Psychology of Happiness*, fand Freude am schottischen Volkstanz, der neben dem körperlichen Nutzen auch positive soziale und musikalische Aspekte hatte. Was machen Sie gerne? Hier ein paar Anregungen:

- Gehen
- Schwimmen
- Rad fahren
- Laufen
- Yoga
- Kampfkunst
- Gartenarbeit
- jede Art des Tanzens

Wenn Sie nicht wissen, welche Aktivität zu Ihnen passt, fragen Sie sich, was Sie in den »Flow« bringt: Wann sind Sie ganz in Ihrem Element? In welche Aktivitäten können Sie sich vertiefen? Vielleicht sind Sie beim Gärtnern im Flow, vielleicht vertiefen Sie sich lieber in eine Kampfkunst. Worin gehen Sie völlig auf?

Körperliche Bewegung ist für die Psyche extrem gesund. Der Harvard-Psychologe Dr. Tal Ben-Shahar ist sogar der Ansicht, Bewegungsmangel fördere Depressionen.

Körperliche Bewegung ...

- wirkt durch die Ausschüttung von Endorphinen stimmungsaufhellend
- baut Stress und Ängste ab
- stärkt das Selbstvertrauen und das Gefühl der Selbstbestimmung
- lenkt von negativen Gedanken und Gefühlen ab
- fördert soziale Interaktionen

Bewegung wird oft zur Behandlung von Depressionen empfohlen und schützt auch vor Rückfällen. Eine amerikanische Studie verglich, wie sich Bewegung, Antidepressiva und die Kombination aus beidem auf Menschen mit schweren Depressionen auswirkten. In allen drei Gruppen zeigte die jeweilige Methode Erfolge, aber sechs Monate nach dem Ende des Experiments war es in der Bewegungsgruppe zu bedeutend weniger Rückfällen gekommen als in der Gruppe, die Medikamente nahm. Bewegte man sich wieder körperlich, sank die Wahrscheinlichkeit einer erneuten Depression. Daher ist Bewegung eines der besten Mittel gegen Depressionen.[102]

Besonders wohltuend für die Psyche ist Bewegung im Grünen – Aktivitäten in freier Natur. Schon fünf Minuten Bewegung im Grünen wirken sich positiv auf das Wohlbefinden aus.[103] Auch blaue Wasseroberflächen haben diesen Effekt, besonders bei Stress: Menschen, die in der Nähe von Gewässern leben, bewegen sich häufiger. Die folgenden Tipps helfen Ihnen, mehr Bewegung in Ihr Leben zu integrieren:

- Machen Sie es sich einfach. Nehmen Sie sich nicht zu viel vor. Wenn Sie sich überfordert fühlen, geben Sie vielleicht schon bald wieder auf.
- Machen Sie täglich etwas. Integrieren Sie die Bewegung in Ihren normalen Alltag: Gehen Sie öfter zu Fuß, nehmen Sie die Treppe, machen Sie die Hausarbeit zur Fitnessübung.
- Bewegen Sie sich in Gesellschaft. Finden Sie einen Trainingspartner. Zu zweit hat man die doppelte Motivation.
- Machen Sie die Bewegung zur Gewohnheit. Für depressive Menschen ist Bewegung wie das tägliche Insulin für Diabetiker – etwas, das sie jeden Tag brauchen, das ihnen aber das Leben rettet.

Ruhe und Erholung

Erinnern Sie sich noch, als Menschen »freie Zeit« hatten? Als man am Sonntag zur Ruhe kam, statt aufgeschobene Pflichten zu erledigen? Die Grenzen zwischen Arbeit und Freizeit sind verschwommen. Man hat nie wirklich »frei«. Über Ihr Smartphone sind Sie jederzeit erreichbar, selbst im Urlaub. In der heutigen Zeit wird oft nicht ernst genommen, wie wichtig Ruhe und Erholung sind. Das hektische Leben nimmt uns den Ausgleich, den wir für unser Wohlbefinden brauchen.

Meine erste Depression trat auf, als ich als Radioproduzentin über lange Zeit 60 Stunden pro Woche gearbeitet hatte. Nach außen hin wirkte ich erfolgreich, aber in Wirklichkeit war ich extrem gestresst, ständig unterwegs und ernährte mich vorwiegend von Kaffee und Süßigkeiten. Wenn ich nicht arbeitete, dachte ich an die Arbeit. Ich schaltete nie ab, bis das Unvermeidliche geschah: ein Burnout. Wenn Sie Ihr körperliches Bedürfnis nach Erholung ignorieren, zehren Sie Ihren Körper aus. Sie fühlen sich leer und abgestumpft. Typische Anzeichen für ein Burnout sind Niedergeschlagenheit, ein Gefühl der Enttäuschung und ein Mangel an Energie. Die Abwärtsspirale in die Depression beginnt.

Zeit für Erholung

In unserer schnelllebigen Zeit ist das Wort »Ruhe« nicht mehr modern. Aber ohne Ruhe gibt es auch keine Erholung und Ihre psychische Gesundheit ist in Gefahr. Es ist wichtig, ein Gleichgewicht aus Aktivität und Erholung zu bewahren, denn für ein gesundes Leben braucht man beides. Achten Sie auf die Signale Ihres Körpers. Sie sagen Ihnen, wenn dieses Gleichgewicht gestört ist. Ihr Körper meldet sich schon, wenn ihm etwas fehlt oder wenn ihm etwas zu viel wird. Nehmen Sie Rücksicht auf Ihre Bedürfnisse, sei es nach Ruhe, Erholung oder mehr Abwechslung im Leben. Leider beachtet man sie oft nicht – was ich merkte, als ich neben meinem Vollzeitjob an diesem Kapitel arbeitete. Ich ignorierte mein gestörtes Gleichgewicht, bis mich eine Verletzung und eine darauf folgende Erkrankung außer Gefecht setzten. Erst dann verstand ich die Botschaft meines Körpers, aber es war schon zu spät. Nach der körperlichen kam die psychische Erkrankung. Ich wünschte, ich hätte schon früher auf mein Bedürfnis nach Ruhe und Erholung geachtet.

Die Bremse ziehen

Das vegetative Nervensystem, das unsere inneren Organe reguliert, besteht aus zwei Bereichen. Das sympathische Nervensystem (SNS) treibt den Körper an und erzeugt die Stressreaktion, die uns auf »Kampf oder Flucht« vorbereitet. Dieser Adrenalin-Modus lässt Sie handeln. Probleme entstehen, wenn dieser Modus zum Normalzustand wird, wie es heute bei vielen Menschen der Fall ist. Die moderne Arbeitswelt verlangt es. Das parasympathische Nervensystem (PNS) ist die Bremse, die den Körper in den Ruhemodus versetzt, sodass er entspannen und sich regenerieren kann. Wie steht es um Ihr körperliches Gleichgewicht?

Wenn Sie sich oft total am Ende fühlen, schreit Ihr Körper wahrscheinlich schon nach einer Pause. Erholung bedeutet, dass Sie sich um Ihre Bedürfnisse kümmern und neue Kraft tanken, entweder durch Ruhe, Schlaf, gute Ernährung, Bewegung, mehr Zeit in der Natur, Pausen, Abwechslung oder einen Ortswechsel. All das wird Ihre Energiereserven wieder auffüllen.

Energie – Der Treibstoff des Glücks

Im 21. Jahrhundert ist Energie eine kostbare Ressource, nicht nur als Treibstoff für unsere Welt, sondern auch Ihre persönliche Energie, dank deren Sie am Leben teilhaben können. Dieses Engagement für Ihr Leben gehört laut Martin Seligman neben Vergnügen und Sinn zu den drei Elementen des Wohlbefindens. Energie und Gefühle sind miteinander verknüpft. Ein intensives Gefühl wie Freude wird oft von einem Energieschub begleitet. Umgekehrt wirkt sich Energielosigkeit negativ auf Ihre Stimmung aus. Zustände wie Depression, Hoffnungslosigkeit oder Entmutigung sind von einem Mangel an Gefühlen und Energie gekennzeichnet. Ein typisches Merkmal der Depression ist die fehlende Energie, an deren Stelle die Lethargie tritt. In diesem Zustand kann man sich kaum noch für etwas motivieren.

Die Depression nimmt uns also unsere positiven Gefühle. Energie liefert uns jedoch den Treibstoff für das Glück. Darum ist es hilfreich, die Eigenschaften der Energie besser zu verstehen. Energie nimmt ab, wenn man zu viel oder zu wenig davon verbraucht. Man benötigt ein Gleichgewicht aus Energieverbrauch und Energienachschub. Leider wird das Bedürfnis nach Erholung oft als menschliche Schwäche angesehen. Den Autoren des Buchs *The Power of Full Engagement*[104] zufolge ist die Energie eine Reihe von Sprints und kein Marathon. Ein Sprinter ist für kurze Zeit voll aktiv, hat das Ziel vor Augen und rastet vor dem nächsten Krafteinsatz. Ein Marathonläufer läuft bis zur Erschöpfung weiter und weiter. Loehr und Schwartz empfehlen also, das Leben als eine Abfolge von Sprints zu betrachten – eine Zeit lang voll aktiv zu sein und dann eine Ruhepause einzulegen, bevor man wieder Einsatz beweist. Eine weitere Eigenschaft der Energie ist, dass man sie langsam immer weiter ausbauen muss, um sie zu steigern. So entwickeln Sie Ihren »Energiemuskel« und ganz nebenbei auch Stärke und Flexibilität.

Ich merkte das, als ich mit dem Schwimmen anfing, um meine psychische Genesung zu fördern. Der erste Schritt war, einfach in das Becken zu gelangen. Dazu gehörte, dass ich mit dem Auto hinfuhr und mir nicht mehr vornahm, als ins Wasser zu steigen. Setzen Sie sich nur kleine Ziele, die Sie auch tatsächlich erreichen können. Als ich merkte, dass mir das Schwimmen Spaß machte, nahm ich mir vor, jedes Mal eine Bahn mehr zu schwimmen. Bald konnte ich immer längere Distanzen schwimmen und meine Vitalität nahm zu. Wichtig ist, dass Sie sich immer nur wenig auf einmal vornehmen, damit Sie es auch tatsächlich machen, und sich danach erholen, bevor Sie den nächsten Schritt wagen. Auch andere Eigenschaften können wie ein Muskel trainiert werden, etwa der Optimismus. Je häufiger Sie Übungen wie »Das bestmögliche Selbst« (S. 118) machen, desto stärker und echter wird Ihr Optimismus werden.

Neben der körperlichen Energie gibt es auch noch die emotionale, mentale und spirituelle Energie, die genau wie die körperliche Energie entwickelt werden kann. Bauen auch Sie diese Energie langsam immer weiter aus – sodass Sie anfangs Ihre Grenzen überschreiten, aber nach einer Ruhephase mehr Energie als zuvor haben und die nächste Herausforderung bewältigen können. Funktioniert die Energie, hat jede Form die gleichen Eigenschaften: Stärke, Ausdauer, Flexibilität und Resilienz. Alle Energieformen sind miteinander verbunden und können in die Aufwärts- oder in die Abwärtsspirale führen. Wenn Sie sich zum Beispiel um Ihre berufliche Zukunft sorgen (emotionaler Energieverbrauch) und Ihre Gedanken immer darum kreisen (mentaler Energieverbrauch), trösten Sie sich vielleicht mit Fast Food (körperlicher Energieverbrauch) und die Abwärtsspirale beginnt.

Umgekehrt könnte eine Aufwärtsspirale entstehen, wenn Sie zu Fuß zur Arbeit gehen, statt zu fahren (körperlicher Energieschub), und Ihr verbessertes körperliches Wohlbefinden Ihren Optimismus weckt (emotionaler Energieschub). Dank der gesteigerten Energie fällt Ihnen vielleicht etwas ein, um Ihre berufliche Situation zu verbessern (mentaler Energieschub) und wenn Sie diese Idee umsetzen, entdecken Sie eine neue Berufung, die Ihrem Leben wieder Sinn gibt (spiritueller Energieschub). So entsteht eine positive Dynamik, in der sich die Energien gegenseitig verstärken.

Essen Sie sich glücklich

Was Sie essen, beeinflusst Ihre Stimmung. Eine ausreichende Nährstoffzufuhr hilft, dass Sie sich besser fühlen. Ihre Ernährung kann sich positiv auf Ihre Gehirnchemie auswirken und regelmäßige Mahlzeiten beugen Stimmungstiefs vor. Wenn Sie gesünder essen, können Sie sich besser konzentrieren. Sie werden sich positiver, ausgeglichener und vitaler fühlen. Aber Sie kennen diese Botschaft bereits: Zu einer nährstoffreichen, ausgewogenen Ernährung gehören viel frisches Obst und Gemüse sowie mageres Eiweiß und komplexe Kohlenhydrate. Auch Nahrungsergänzungsmittel können sinnvoll sein, da die Ackerböden immer weniger Nährstoffe enthalten. Ein Ernährungsberater kann Ihnen dazu hilfreiche Tipps geben.

Nahrung fürs Gehirn

- **Vitamin B:** Hinter leichten Depressionen verbirgt sich oft ein Mangel an B-Vitaminen. Da sie der Körper nicht speichern kann, sollten sie täglich über die Ernährung oder ein B-Komplex-Präparat zugeführt werden. **Folsäure (Vitamin B$_9$)** ist in Grüngemüse wie Spinat oder Brokkoli enthalten oder wird Getreideprodukten zugesetzt. **Vitamin B$_6$** findet sich in Fleisch, Fisch, Vollkornprodukten, Nüssen und Bananen. Eier, Milchprodukte, Fleisch, Geflügel und Fisch sind gute Quellen für **Vitamin B$_{12}$**.
- **Vitamin C:** Vergessen Sie nicht auf Vitamin C – es ist für seine stimmungsaufhellende Wirkung bekannt.
- **Vitamin D:** Ein Mangel an diesem Sonnenhormon wird mit Depressionen und Erschöpfung in Verbindung gebracht. In der Nahrung findet man es in Eidotter, Lachs und Thunfisch. Sonne auf der Haut stimuliert die Produktion von Serotonin, einem Neurotransmitter, der zur Regulation von Stimmung und jahreszeitlich bedingten Depressionen beiträgt.
- **Serotonin:** Der Körper bildet diesen Neurotransmitter aus Tryptophan, einer Aminosäure, die in den meisten eiweißhaltigen Nahrungsmitteln vorkommt – zum Beispiel in Geflügel, Fleisch, Fisch, Eiern, Bohnen, Erdnüssen, Samen, Hafer, Joghurt, Frischkäse, Kichererbsen, Bananen und Schokolade (die gesündeste Variante ist dunkle Schokolade mit 70 % Kakao). **5-HTP** (5-Hydroxytryptophan) ist ebenfalls ein Baustein von Serotonin und eine Aminosäure, die es als Ergänzungsmittel zu kaufen gibt.
- **Mineralstoffe:** Auch ein Mangel an Mineralstoffen wirkt sich auf die Stimmung aus. Magnesium ist das Beruhigungsmittel der Natur. Es wirkt beruhigend auf das Nervensystem und damit auch gegen Stress. Es kommt in Vollkorn, Bohnen, Blattgemüse und Nüssen vor. In Form von Magnesiumsulfat kann man es als entspannenden Badezusatz verwenden. Ein Mangel an Selen wird ebenfalls mit

Depressionen in Verbindung gebracht – seine Zufuhr hebt die Stimmung. Es ist in Paranüssen, Fleisch, Fisch, Eiern und Spinat enthalten. Zink schützt den Körper vor Stress. Ein Zinkmangel kann zu Depressionen beitragen. Vor allem Fleisch, Geflügel, Milchprodukte, Austern, Bohnen und Nüsse enthalten Zink.

- **Komplexe Kohlenhydrate:** Sie liefern den Treibstoff für den Körper und helfen bei der Serotoninproduktion. Kohlenhydrate wirken beruhigend, auch auf das Gehirn. Darum tun Nudeln oder Kartoffeln so gut, wenn man gestresst ist. Kohlenhydrate entspannen die Nerven, weswegen sie viele deprimierte oder ängstliche Menschen gerne essen. Komplexe Kohlenhydrate, etwa Vollkornnudeln und -brot, brauner Reis, Hülsenfrüchte und Bohnen geben ihre Energie langsamer und dauerhafter ab.
- **Wasser:** Das Gehirn besteht zu 85 Prozent aus Wasser. Damit es optimal funktionieren kann, muss es ausreichend hydriert sein. Wasser versorgt das Gehirn mit Energie. Gehirnzellen benötigen mehr Wasser als die meisten anderen Zellen im Körper. Wasser fördert die Verteilung der Neurotransmitter Serotonin und Dopamin im Körper. Außerdem hilft es bei der Ausscheidung von Giften. Das Gehirn kann Wasser nicht speichern, darum müssen Sie regelmäßig trinken. Dehydration geht mit Erschöpfung und schlechter Stimmung einher. Manche Forscher glauben, dass Dehydration zu Depressionen führen kann.

Nur in Maßen

- **Einfache Kohlenhydrate:** Raffinierte Kohlenhydrate finden sich in vielen industriell verarbeiteten Lebensmitteln, in Süßigkeiten und in Weißmehlprodukten wie Brot, Kuchen oder Keksen. Einfache Kohlenhydrate lassen den Blutzucker rasch ansteigen und liefern schnell Energie. Daraufhin produziert der Körper Insulin, um den Überschuss an Zucker abzubauen. Ein Stimmungs- und Leistungstief ist die Folge. Um den Energiemangel auszugleichen, produziert der Körper das Stresshormon Cortisol.

- **Koffeinhaltige Getränke:** Koffein wirkt, indem es das Zentralnervensystem stimuliert – oft zu stark, besonders wenn Sie empfindlich auf Koffein reagieren. Das kann Angstzustände verstärken, den Schlaf beeinträchtigen, die Produktion des Stresshormons Cortisol steigern und zu plötzlichen Schwankungen des Blutzuckerspiegels führen. All diese Faktoren können die Symptome einer Depression verschlimmern. Viele Menschen mögen den Kick, den ihnen das Koffein gibt, aber wenn Sie zu Depressionen neigen, sollten Sie Koffein nur mit Vorsicht konsumieren.

Atmen

Wenn ich Angstzustände bekomme, gibt es für mich eine ganz einfache Methode: tiefes Atmen. Das Ausatmen beruhigt den Körper und aktiviert das parasympathische Nervensystem. Atemübungen bieten viele Vorteile:

- Sie können Depressionen und Ängste verringern.
- Sie helfen, Gefühle besser zu regulieren.
- Sie fördern Glück und Optimismus.
- Sie mindern die Symptome von Traumata.
- Sie verringern Impulsivität, starke Gelüste und Süchte.
- Sie verbessern den Schlaf.

Lachen

Wenn Menschen älter werden, verlieren sie meist ihre kindliche Leichtigkeit. Mit zunehmender Verantwortung werden sie ernster. Das Lachen ist eine wirksame Methode, um diese Leichtigkeit aufzufrischen. Es kann Ihre Stimmung innerhalb von kürzester Zeit heben. Auch Ihr Körper profitiert davon: Lachen senkt den Blutdruck, erhöht die Schmerztoleranz und stärkt das Immunsystem. Lachen ist ein Wundermittel gegen Stress. Schon die Vorfreude auf etwas Spaßiges stimuliert die Produktion stimmungsfördernder Endorphine.

Genießen Sie die therapeutische Wirkung des Lachens – schauen Sie sich Komödien an, treffen Sie sich mit humorvollen Freunden oder machen Sie »Lach-Yoga«, eine indische Praktik, bei der Menschen ihr Wohlbefinden durch gemeinsames Lachen steigern.

Kapitel 11: Stärken entdecken – Ihre absolute Bestform

- **Worum geht es?** Um ein positives Selbstbild und Ihre inneren Ressourcen.
- **Einsatzgebiete:** Energie, positive Gefühle, Wohlbefinden und Erfolg
- **Dazu passt auch:** Kapitel 12: Positive Entwicklung (S. 180).

Depressionen sind praktisch das Gegenteil von Stärken. Stärken zeugen von einem gewissen Wohlbefinden. Sie sind Energie, die Ihnen Antrieb verleiht. Sie helfen Ihnen, aufzublühen. Depressionen hingegen rauben Ihnen Kraft, sodass Sie nur noch Ihre Schwächen sehen. Kein Wunder, dass man dabei die eigenen Stärken und deren Nutzen im Kampf gegen die Depression übersieht. Stärken bringen Sie auf den richtigen Weg (welcher das für Sie ist, lesen Sie im nächsten Kapitel). Ihre Stärken bekräftigen Sie und geben Ihnen genug Energie, um sich Ihr Wohlbefinden wieder zurückzuerobern. Menschen, die ihre Stärken bewusst einsetzen, sind selbstbewusster, glücklicher, produktiver, resilienter und zufriedener. Sie fühlen sich besser und haben mehr Erfolg. Darum sind Ihre Stärken der Schlüssel zur Verwirklichung Ihres Potenzials. Und das Beste: Wenn Sie Ihre Stärken erst einmal einsetzen, sind Sie bereits auf dem Weg zum Erfolg und dieser Weg wird Ihnen leichtfallen.

Die Positive Psychologie wird oft auch als die Wissenschaft der Stärken bezeichnet, denn aus Stärken besteht unsere positive Seite. Die Erforschung der Stärken ist ein willkommenes Gegengewicht in der Psychologie, die sich zuvor vorwiegend mit den menschlichen Defiziten beschäftigt hatte. Alex Linley, Autor von *The Strengths Book*, definiert eine Stärke als ein bestimmtes Verhaltens- oder Denkmuster oder ein bestimmtes Gefühl, das eine optimale, authentische und belebende Leistung ermöglicht.[105] Wenn Sie sich durch etwas gut fühlen, leistungsfähig sind, Energie haben, im Flow sind und dabei noch denken: »Ja, das bin wirklich ich«, dann ist dieses Etwas eine Stärke. Es gibt zwei Arten von Stärken.

- **Persönliche Stärken** – auch Charakter- oder Signaturstärken genannt – sind positive Eigenschaften, zum Beispiel Durchhaltevermögen, Mut oder Freundlichkeit.
- **Leistungsstärken** – Ihre Talente, zum Beispiel Problemlösen oder Überredungskunst.

Stärken sind für die persönliche und berufliche Entwicklung von Bedeutung. Sie sorgen dafür, dass Sie Privatleben und Beruf erfolgreich meistern. Stärken sind auch wichtige Elemente der Resilienz – sie stärken Sie, damit Sie schlechte Zeiten überstehen. Für Ihr Wohlbefinden sind Ihre Stärken daher von unermesslichem Nutzen.[106] Stärken ...

- ... generieren Optimismus,
- ... bauen Ihr Selbstvertrauen auf,
- ... führen zu Erkenntnissen,
- ... erzeugen positive Gefühle,
- ... helfen Ihnen, Ziele zu erreichen,
- ... fördern Resilienz,
- ... beugen psychischen Erkrankungen vor,
- ... geben Ihnen Orientierung.

In der Positiven Psychologie ist der stärkenbasierte Ansatz das Fundament des Coachings und der Psychotherapie. Im Coaching betrachten wir die Stärken als Hebel, die Sie ansetzen können, um gute Leistung zu erbringen und Ihre Ziele zu erreichen. In der Psychotherapie versucht der Therapeut, ein ganzheitlicheres Verständnis des Klienten und dessen Stärken und Symptome zu erlangen. Stärken sind Ihre inneren Ressourcen, aus denen Sie Kraft schöpfen können, um Ihre Depression zu überwinden. Oder wie es Dr. Tayyab Rashid, der Mitbegründer der Positiven Psychotherapie, formuliert: »Stärken kann man abrufen, um Schwierigkeiten aufzulösen.« In einer der ersten Studien zur Positiven Psychologie wurden mehrere Methoden getestet. Man kam auf ein interessantes Ergebnis: Fanden die Probanden neue Möglichkeiten, ihre Stärken einzusetzen, waren sie noch sechs Monate nach dem Experiment glücklicher und weniger depressiv.[107] Wenn Sie Ihre Stärken nutzen, setzen Sie einen positiven Kreislauf in Gang: Sie leisten mehr, und das erzeugt positive Gefühle, wirkt der Negativitätstendenz entgegen und führt Sie auf den Weg zum Erfolg. Der Nutzen Ihrer Stärken potenziert sich, umso häufiger Sie sie einsetzen. Das kann Sie aus der Stagnation befreien, sodass Sie aufblühen können. Ein Grundprinzip der Positiven Psychologie besagt, dass das größtmögliche persönliche Wachstum stattfinden kann, wenn Sie Ihre Stärken entwickeln, statt an Ihren Schwächen zu arbeiten. Darum sollten Sie sich auf Ihre Stärken konzentrieren, auch wenn wir häufiger über unsere Defizite sprechen. Oft fällt es uns schwer, unsere Stärken zu erkennen. Wenn uns etwas leichtfällt, glauben wir oft, dass diese Sache auch anderen leichtfallen muss. Das stimmt aber nicht. Wir unterschätzen unsere Stärken, statt sie zu würdigen. Ihr Selbstvertrauen wird wachsen, wenn Sie Ihre Stärken entwickeln – Ihr negatives Selbstbild wird sich zum Positiven wandeln.

Aktivieren Sie Ihre Stärken

- Erstellen Sie eine Liste Ihrer Stärken. Sie können auch positive Eigenschaften aufschreiben, zum Beispiel Freundlichkeit, Mitgefühl, Gerechtigkeitssinn, Fürsorglichkeit, Vernunft, Führungsqualitäten usw.
- Schreiben Sie nun Ihre Talente auf sowie alles, was Ihnen Energie gibt und Sie in den Flow bringt, zum Beispiel Design, Kommunikation, Musik, Kochen, Fürsorge usw.
- Fragen Sie Freunde und Verwandte, worin sie Ihre Stärken sehen.
- Wann immer Ihnen etwas Neues für die Liste einfällt, schreiben Sie es dazu.
- Legen Sie die Liste in Ihr Tagebuch oder an einen anderen Ort, wo Sie Ihre Stärken bewusst genießen können.
- Wenn Sie Ihre Liste erstellt haben, überlegen Sie sich einen Plan, um Ihre Stärken öfter einzusetzen. Wählen Sie jeden Tag oder jede Woche eine bestimmte Stärke und machen Sie etwas damit.
- Sobald der Einsatz Ihrer Stärken zur Gewohnheit geworden ist, finden Sie neue Möglichkeiten, Ihre Stärken einzusetzen. So kann sich Ihr Wohlbefinden kontinuierlich vermehren.

Der positive Kreislauf der Stärken

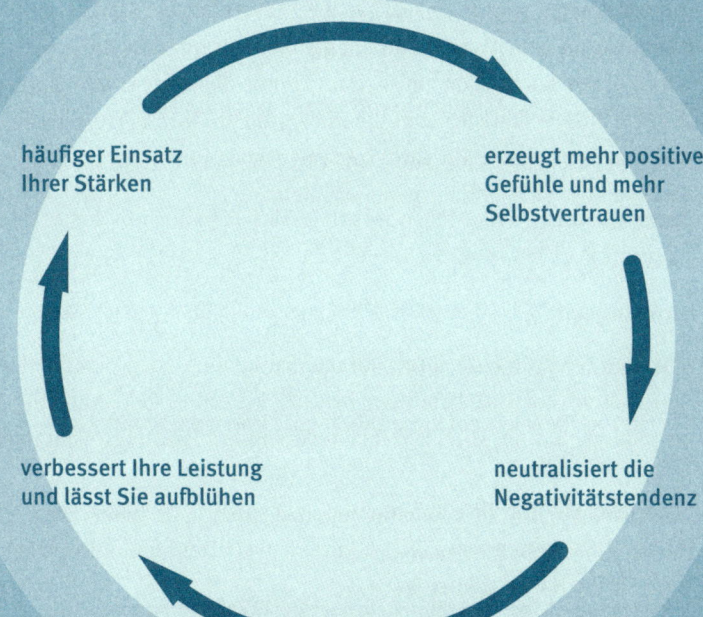

häufiger Einsatz
Ihrer Stärken

erzeugt mehr positive
Gefühle und mehr
Selbstvertrauen

verbessert Ihre Leistung
und lässt Sie aufblühen

neutralisiert die
Negativitätstendenz

Stärken entdecken

Sie wissen nun, warum Stärken so wichtig sind. Nun lernen Sie, wie Sie Stärken in Ihnen und in anderen Menschen entdecken können. Die folgenden Tipps helfen Ihnen, Ihre eigenen Stärken zu erkennen.

 Checkliste zum Stärken-Finden[108]

Ihr Bestes: Was können Sie am besten?

Leichtigkeit: Was fällt Ihnen leicht? Wofür haben Sie ein Talent?

Energie: Was belebt Sie am meisten? Was gibt Ihnen Energie?

Authentizität: Womit können Sie sich wirklich identifizieren, sodass Sie sagen: »Das bin wirklich ich«?

Lernfähigkeit: Was können Sie sich schnell und mühelos aneignen?

Motivation: Was tun Sie, weil Sie es gerne tun?

Anziehung: Wovon werden Sie angezogen? Was erweckt Ihre Aufmerksamkeit?

Flow: Worin gehen Sie ganz auf? Wann sind Sie völlig in Ihrem Element, sodass Sie die Zeit vergessen?

Leidenschaft: Was weckt Ihre Begeisterung? Worüber könnten Sie stundenlang reden?

Kindheit: Was konnten Sie als Kind besonders gut? Welche Rolle spielt es in Ihrem jetzigen Leben?

Der Leitfaden der menschlichen Stärken

Tapferkeit, Integrität, Mitgefühl, Ausdauer, Bescheidenheit, Vergebung, Gerechtigkeit, Dankbarkeit, Offenheit ...

Wäre es nicht toll, wenn es einen kompletten Leitfaden für alle positiven menschlichen Eigenschaften gäbe? Die Positive Psychologie hat diese Idee verwirklicht. Das Handbuch *Character Strenghts and Virtues*[109] und die dazugehörige Klassifikation sind ein Meilenstein der Forschung. Dieses wegweisende Projekt untersuchte und dokumentierte die besten Eigenschaften des Menschen. Heraus kam ein Leitfaden der psychischen Gesundheit – das genaue Gegenteil des psychiatrischen Standardwerks DSM (der diagnostische und statistische Leitfaden psychischer Störungen), auf dessen Basis psychiatrische Diagnosen erstellt werden. Die 24 individuellen Charakterstärken sind allgemein gültig. Jede Stärke wird einer von sechs Gruppen (den »Tugenden«) zugeordnet: Weisheit, Mut, Menschlichkeit, Gerechtigkeit, Mäßigung und Transzendenz. Wenn Sie eine Stärke entwickeln, erlangen Sie die entsprechende Tugend. Wenn Freundlichkeit oder Liebe Ihre Stärken sind, können Sie die Tugend der Menschlichkeit entwickeln. In der folgenden Auflistung finden Sie alle 24 Charakterstärken, die in jedem Menschen in unterschiedlicher Ausprägung vorkommen. Den dazugehörigen Test zur Ermittlung Ihrer Stärken können Sie kostenlos online machen: www.charakterstaerken.org.

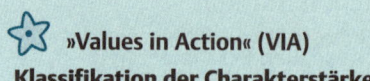 **»Values in Action« (VIA)**
Klassifikation der Charakterstärken

Weisheit – kognitive Stärken rund um den Erwerb und die Anwendung von Wissen.

- **Kreativität (Originalität, Einfallsreichtum):** Sie überlegen sich gerne, wie man etwas auf neue Weise machen könnte. Dazu gehören auch künstlerische Fähigkeiten und Innovation.
- **Neugier (Interesse, Offenheit für neue Erfahrungen):** Sie erkunden und entdecken gerne und finden immer wieder neue Themen, die Sie faszinieren.
- **Urteilsvermögen und Aufgeschlossenheit (kritisches Denken):** Sie denken gründlich nach und wägen alle Aspekte einer Sache ab, statt vorschnell zu urteilen. Sie können etwas unter neuen Gesichtspunkten betrachten und Ihre Meinung gegebenenfalls ändern.
- **Liebe zum Lernen:** Sie lieben es, neue Fähigkeiten zu erwerben und Ihr Wissen auf verschiedenen Gebieten zu erweitern.
- **Perspektive (Weisheit):** Andere Menschen halten Sie für weise. Sie geben kluge Ratschläge und Ihre Sicht auf die Welt ergibt für Sie und andere einen Sinn.

Mut – emotionale Stärken; vor allem der Wille, die eigenen Ziele trotz innerer oder äußerer Widerstände zu erreichen.

- **Tapferkeit (Wagemut):** Gefahren, Hindernisse, Schwierigkeiten oder Schmerzen entmutigen Sie nicht. Sie trauen sich, das Richtige zu sagen und zu tun, auch wenn Sie sich damit unbeliebt machen.
- **Ausdauer (Beharrlichkeit, Fleiß):** Sie arbeiten hart und was Sie anfangen, bringen Sie auch zu Ende. Sie verfolgen Ihr Ziel trotz Widerständen. Sie erledigen, was getan werden muss, und gehen darin auf.

- **Aufrichtigkeit (Authentizität, Integrität):** Sie führen ein authentisches Leben und verstellen sich nicht. Sie sind ehrlich und übernehmen die Verantwortung für Ihre Gefühle und Ihr Verhalten.
- **Elan (Vitalität, Enthusiasmus, Energie):** Sie machen alles mit Begeisterung und voller Energie. Für Sie gibt es keine halben Sachen. Das Leben ist für Sie ein stimulierendes Abenteuer.

Menschlichkeit – zwischenmenschliche Stärken; sich um andere kümmern und Freundschaften schließen.

- **Liebe (Liebe zeigen und annehmen können):** Nähe zu Menschen und enge Beziehungen zu anderen sind Ihnen wichtig, vor allem, wenn ein gegenseitiges Geben und Nehmen besteht.
- **Freundlichkeit (Großzügigkeit, Fürsorge, Zuwendung, Mitgefühl, Altruismus):** Sie sind freundlich, großzügig und nett zu anderen.
- **Soziale Intelligenz (emotionale/persönliche Intelligenz):** Sie können sich unterschiedlichen sozialen Situationen anpassen, nehmen Ihre eigenen Motive und Gefühle sowie die der anderen wahr. Sie wissen, wie Menschen ticken.

Gerechtigkeit – gemeinschaftliche Stärken, die eine funktionierende Gesellschaft ermöglichen.

- **Teamwork (Teamfähigkeit, soziale Verantwortung, Loyalität):** Sie funktionieren am besten als Teil einer Gruppe. Sie sind loyal und erfüllen Ihre Pflichten.
- **Fairness:** Sie behandeln alle Menschen gerecht und lassen sich dabei nicht durch Gefühle beeinflussen. Bei Ihnen bekommt jeder eine faire Chance.
- **Führungsvermögen:** Sie sind gut darin, Gruppen zu leiten und für konstruktive Zusammenarbeit und ein angenehmes Gruppenklima zu sorgen.

Mäßigung – Stärken, die vor Exzessen schützen.

- **Vergebung und Gnade:** Sie verzeihen jenen, die Ihnen Unrecht getan haben, und akzeptieren die Fehler anderer Menschen. Sie geben anderen eine zweite Chance und sind nicht rachsüchtig.
- **Bescheidenheit:** Sie wollen nicht im Mittelpunkt stehen. Ihr demütiges Verhalten wird von anderen anerkannt und geschätzt.
- **Vorsicht:** Sie gehen keine unnötigen Risiken ein und überlegen sorgfältig, was Sie sagen oder tun, damit Sie es später nicht bereuen.
- **Selbstregulation (Selbstbeherrschung):** Sie sind diszipliniert und können Ihre Gelüste und Gefühle kontrollieren.

Transzendenz – Stärken, die uns einem »größeren Ganzen« näherbringen und Sinn stiften.

- **Sinn für das Schöne und Gute (Ehrfurcht, Staunen, Erbauung):** Sie nehmen das Schöne und Gute in allen Lebensbereichen bewusst wahr und schätzen es – ob in der Natur, in der Kunst, in der Wissenschaft oder im Alltag.
- **Dankbarkeit:** Ihnen ist das Positive im Leben bewusst und Sie sind dankbar dafür. Sie nehmen sich die Zeit, Ihre Dankbarkeit auszudrücken.
- **Hoffnung (Optimismus, Zukunftsorientiertheit):** Sie haben eine positive Zukunft vor Augen und arbeiten daran, sie Wirklichkeit werden zu lassen.
- **Humor (Verspieltheit):** Sie lachen und necken gerne und bringen auch andere gerne zum Lachen. Sie nehmen das Leben mit Humor und machen gerne Witze.
- **Spiritualität (Glaube, Sinn):** Ihre Überzeugungen beeinflussen Ihr Handeln und spenden Ihnen Trost. Sie haben einen kohärenten Glauben an einen höheren Zweck und Sinn des Universums, und Sie wissen, was Ihre Rolle in diesem übergeordneten Plan ist.

Quelle: Mit freundlicher Genehmigung des VIA-Instituts zur Charakterforschung © 2017.

Menschen, die von einer psychischen Erkrankung genesen, haben oft die Stärken Sinn für das Schöne, Kreativität, Neugier, Dankbarkeit und Liebe zum Lernen. Menschen, die sich von ernsthaften körperlichen Erkrankungen erholen, verfügen oft über die Stärken Sinn für das Schöne, Tapferkeit, Neugier, Fairness, Vergebungsbereitschaft, Dankbarkeit, Humor, Freundlichkeit, Liebe zum Lernen und Spiritualität.[110]

Machen Sie den Stärkentest – er lohnt sich wirklich und ist ein wichtiger Beitrag zu Ihrem Wohlbefinden.

- Welche fünf Stärken sind bei Ihnen am stärksten ausgeprägt?
- Zu welchen »Tugenden« gehören Ihre Stärken?
- Haben Sie in einer Tugend besonders viele Stärken?
- Wie könnten Sie Ihre markantesten Stärken auf neue Weise einsetzen?

Es gibt keine richtigen oder falschen Antworten, Sie sollen nur Ihre eigenen Stärken herausfinden und sie als Ihre Pluspunkte betrachten. Manchmal genügt es schon, den Test zu machen, um Veränderungen herbeizuführen. Einmal coachte ich eine Jugendliche, die häufig Drogen nahm. Danni (Name geändert) hatte keine Ziele. Sie glaubte, sie werde einmal genau wie ihre älteren Brüder im Gefängnis landen. Das bekam sie auch von jedem zu hören. Sie machte den Test und fand heraus, dass ihre Stärken vorwiegend in der Tugend der Menschlichkeit lagen – Liebe, Freundlichkeit und emotionale Intelligenz. Das überraschte sie nicht, da sie der Friedensstifter der Familie war und gut mit Kindern umgehen konnte. Aber diese offizielle Bestätigung ihrer Stärken entfachte die Begeisterung in ihr. Sie begann eine Ausbildung, reduzierte den Drogenkonsum, hörte schließlich ganz damit auf und machte ein Praktikum. Sie hatte ihr Leben in den Griff bekommen und sie erkannte, dass es ihr nicht so ergehen musste wie ihren Brüdern. Sie hatte nun ein Ziel – sie wollte mit Jugendlichen arbeiten. Das entsprach ihren Stärken und ihrer wahren Persönlichkeit. Als sie begann, ihre Stärken einzusetzen, wuchs ihr Selbstvertrauen enorm und ihr Leben veränderte sich. Aus der Drogenkonsumentin war eine tatkräftige junge Frau geworden.

Das war die Erfahrung einer Berufseinsteigerin. Der stärkenbasierte Ansatz half aber auch schon Menschen mittleren Alters bei der beruflichen Neuorientierung. Ihre Stärken können Ihnen zeigen, welche Richtung Sie einschlagen sollten. Sie geben Ihnen die Energie, das Selbstvertrauen und die Motivation zu einer starken Veränderung.

Mit Stärken Probleme lösen

Ihre Stärken fördern Ihr psychisches Wohlbefinden und beugen psychischen Erkrankungen vor. Optimismus schützt zum Beispiel vor Depressionen und Ängsten. Auch andere Stärken, etwa Mut, Zukunftsorientiertheit, Bindungsfähigkeit, Glaube, Arbeitsmoral, Hoffnung, Aufrichtigkeit und Ausdauer, schützen nachweislich vor psychischen Erkrankungen.[111] Das Einsetzen Ihrer Stärken erzeugt positive Gefühle, was wiederum Resilienz aufbaut, sodass Sie mit Schwierigkeiten besser umgehen können und sich von Krisen schneller erholen.

In der Therapie ist das Entdecken Ihrer Stärken doppelt nützlich: Erstens sehen Sie sich selbst in einem besseren Licht (was während einer Depression nahezu unmöglich ist) und zweitens sind Ihre Stärken wichtige Hilfsmittel auf Ihrem Weg zur Besserung. Dr. Tayyab Rashid, der Mitbegründer der Positiven Psychotherapie[112], bittet seine Klienten, eine »positive Einleitung« zu schreiben – eine wahre Begebenheit, die den Klienten in Bestform oder bei einem seiner größten Erfolge zeigt und einige seiner ausgeprägten Stärken beschreibt. Auch in meiner Gruppenarbeit ist diese Methode hilfreich, um Menschen ihre Stärken vor Augen zu führen.

Wenn Sie gerade an einem Tiefpunkt angelangt sind, können Ihnen Ihre Stärken Hoffnung geben. Finden Sie Möglichkeiten, diese Stärken einzusetzen, um sich daran zu erinnern, dass es Dinge gibt, in denen Sie gut sind. Das stärkt Ihr Selbstvertrauen. Mithilfe Ihrer Stärken können Sie das Positive in Ihrem Leben vermehren und das Negative reduzieren. Die folgenden Coaching-Aktivitäten helfen Ihnen, das Beste aus Ihren Stärken herauszuholen. Sie können die Übungen zusammen mit einem Coach oder einem Freund machen.

Stärken Sie Ihre Stärken

Stärkebericht: Erzählen Sie die Geschichte jeder Ihrer wichtigsten Stärken. Wann haben Sie die Stärke zuerst bemerkt? Welche Rolle spielt sie in Ihrem jetzigen Leben? Welche Vorteile bringt Ihnen diese Stärke? Nennen Sie Situationen, in denen diese Stärke hilfreich ist. Geben Sie einige Beispiele aus Ihrem Leben, in denen diese Stärke nützlich war.

Neue Einsatzgebiete: Überlegen Sie sich neue Möglichkeiten, Ihre fünf markantesten Stärken einzusetzen. Legen Sie dann bestimmte Tage fest, an denen Sie eine oder mehrere der Stärken auf neue Weise anwenden.

Stärke als Lösung: Überlegen Sie, wie Sie ein aktuelles Problem durch den Einsatz Ihrer fünf wichtigsten Stärken lösen könnten. Fragen Sie sich: »Wie könnte meine Stärke .... bei der Lösung des Problems .... behilflich sein?« Welche neuen Ideen und Einsichten gewinnen Sie? Machen Sie diese Übung am besten mit einer anderen Person, der vielleicht etwas auffällt, was Sie übersehen.

Ziele: Denken Sie an eines Ihrer Lebensziele. Gehen Sie nun Ihre fünf markantesten VIA-Stärken durch und überlegen Sie, wie sie Ihnen beim Erreichen dieses Ziels helfen könnten. Fragen Sie sich: »Wie könnte meine Stärke .... beim Erreichen des Ziels .... behilflich sein?«

Stärken im Beruf

Ihre Stärken können ein entscheidender Faktor für Ihren beruflichen Erfolg sein. Die Forschung zeigt, dass Menschen, die ihren Beruf auf ihre Stärken ausrichten, engagierter, leistungsfähiger und erfolgreicher sind. Menschen, die täglich mit ihren Stärken arbeiten können, sind sechsmal so engagiert in ihrem Beruf und bezeichnen ihre Lebensqualität mehr als dreimal so häufig als ausgezeichnet.[113] Wenn

Sie bei der Arbeit Ihre Stärken einsetzen können, steigt die Wahrscheinlichkeit, dass Sie Erfolg haben – denn Sie tun etwas, das Ihnen leichtfällt. Bauen Sie daher Ihre Stärken aus, statt sich auf Ihre Schwächen zu konzentrieren. Dieser Ansatz stellt für die Arbeitswelt einen Paradigmenwechsel dar. Zuvor konzentrierte sich die Fortbildung auf das Zurückblicken von Schwächen. Dabei stoßen Sie aber irgendwann an Ihre Grenzen, weil Ihre Schwächen in Bereichen liegen, für die Sie kein natürliches Talent haben. Das bestmögliche Resultat wäre die Mittelmäßigkeit. Bei der Entwicklung Ihrer Stärken gibt es keine Grenzen. Ihre Stärken sind das, was Sie am besten können und wofür Sie das größte Potenzial haben. Es empfiehlt sich also, dass Sie Ihre Schwächen nur soweit entwickeln, wie es unbedingt nötig ist, und den Großteil Ihrer Energie in Ihre Stärken stecken. Das führt zum bestmöglichen Ergebnis.

Wenn Sie gerade an einem Wendepunkt in Ihrem Leben stehen, können Ihnen Ihre wichtigsten Stärken verraten, in welche Richtung Sie sich orientieren sollten. Ich kannte einige Menschen, die ihr Leben total umkrempelten, als sie anfingen, sich nach ihren Stärken auszurichten. Das trifft besonders auf berufliche Veränderungen zu. Eine meiner Signaturstärken ist die Neugier, was mir in meinem früheren Medienberuf zugutekam. Immer, wenn ich jemanden interviewte, versorgte mich meine Neugier mit unzähligen Fragen. Auch für meine Arbeit als Psychologin und Coach hilft mir die Neugier, zusammen mit einer meiner anderen Top-5-Stärken, der sozialen Intelligenz. Beide Stärken helfen mir, Menschen zu verstehen und rasch und mühelos zum Kern des Problems vorzudringen. Ihre Stärken sind ein Bündel von Talenten, das Sie von Job zu Job mitnehmen und immer auf neue Arten einsetzen können.

Allerdings kann man seine Stärken auch überstrapazieren. Wenn Sie sie übertrieben oft oder falsch einsetzen, kann Ihre Leistung darunter leiden und es kommt zu negativen Auswirkungen. Dann erkennt man die Schattenseite einer Stärke. Ein überzogener Humor kann zu weit gehen oder respektlos wirken. Ein extremer Führungsstil kann Sie von Ihrem Team isolieren. Ein Übermaß an Kreativität lässt Sie zu viele Projekte beginnen, sodass die Qualität darunter leidet. Die goldene

Mitte ist hier also, die richtige Stärke im richtigen Ausmaß am richtigen Ort zur richtigen Zeit einzusetzen. Passen Sie den Einsatz Ihrer Stärke daher an die jeweilige Situation an.

Die unteren 80 Prozent

Schulische Leistungen werden in unserer Gesellschaft schon lange als der Schlüssel zu einem glücklichen, erfolgreichen Leben angesehen. Diese eingeschränkte Definition von Erfolg wird schon Kindern vermittelt, was sie unter Leistungsdruck setzt. Der stärkenbasierte Ansatz würdigt auch Talente, die nichts mit dem Bildungserfolg zu tun haben. Das ist besonders für junge Menschen relevant. Ich habe mit jugendlichen Schulabbrechern zusammengearbeitet. Sie dachten, sie seien für nichts zu gebrauchen und hätten nur das Talent, in Schwierigkeiten zu geraten. Lernen diese jungen Menschen ihre Stärken kennen, können sie ihr Selbstbewusstsein auf etwas Konkretem aufbauen, statt sich nur positiv klingende Floskeln einzureden. Die Stärken sind ihre Tür zur Gesellschaft. Christine Duvivier ist eine Positive Psychologin aus Boston. Sie erforschte die Talente der »unteren 80 Prozent«, also jener Menschen, die nicht zur Elite gehören.[114] Sie widerlegte viele der Mythen rund um die Bildung – zum Beispiel, dass gute Noten zu einem erfüllten Leben führen und dass schlechte Schüler nicht intelligent, fleißig oder begabt seien.

Das gegenwärtige Bildungsmodell ignoriert viele Fähigkeiten, zum Beispiel Talente wie Unternehmergeist, handwerkliches Geschick, Sinn für Ästhetik oder die Kunst der Überzeugung, die in Verkauf und Marketing so wichtig ist. Das heißt, dass viele unserer Stärken vielleicht lange nicht erkannt werden und nicht ins Klischeebild der schulischen Stärken passen. Dennoch können sie das Fundament für Erfolge bilden und jederzeit entwickelt werden – ob zum Einstieg ins Berufsleben, im mittleren Lebensalter oder im Seniorenalter. Ihre Stärken weisen Ihnen die Richtung zu neuen Wegen. Aber dazu mehr im nächsten Kapitel.

Kapitel 12: Positive Entwicklung – Neue Wege beschreiten

- **Worum geht es?** Um das »eudämonistische« Wohlbefinden – der Einsatz Ihrer Stärken, Leistungsfähigkeit und die Verwirklichung Ihres Potenzials
- **Einsatzgebiete:** die Zukunft, Lebenszweck, Zielsetzung und der Neuanfang nach der Depression
- **Dazu passt auch:** Kapitel 11: Stärken (S. 166).

In diesem letzten Kapitel möchte ich Sie dazu auffordern, Pläne für ein Leben nach der Depression zu schmieden. Ein Merkmal der Depression ist das Grübeln über Probleme, Rückschläge oder Traumata oder das Hadern mit sich selbst, weil das Leben nicht so ist, wie man es sich vorgestellt hatte. Sie können die Vergangenheit nicht ändern, aber Sie haben Einfluss auf Ihre Zukunft. Vielleicht ist es an der Zeit, das Kapitel Ihres bisherigen Lebens zu schließen und ein neues zu beginnen.

Eine Depression kann ein Zeichen sein, dass Ihr gegenwärtiges Leben nicht mehr gut für Sie ist und Sie eine Veränderung brauchen. Ich selbst musste mehrere depressive Episoden durchmachen, bevor ich endlich erkannte, dass ich den falschen Beruf eingeschlagen hatte. Jetzt, wo ich meine Berufung gefunden habe, bin ich viel glücklicher. Ich setze meine Stärken ein und habe meine Depressionen überwunden. Zum Glück ist die Vergangenheit nicht unbedingt ein Indikator für die Zukunft. Wie Ihr Leben verläuft, liegt zu einem großen Teil in Ihrer Hand, selbst wenn ein externer Ort der Kontrolle vorliegt (das heißt, Faktoren, auf die Sie keinen Einfluss haben, etwa Glück, Schicksal, die Umstände, andere Menschen). Vielleicht ist es an der Zeit, vergangene Krisen loszulassen und in eine Zukunft auf der Grundlage Ihrer Stärken zu blicken. In diesem Kapitel finden Sie einige Strategien, die Sie auf einen positiven Weg bringen können. Ein Weg, der für Sie genau richtig ist und den Sie als sinnvoll und authentisch empfinden.

Die Positive Psychologie ist eine Wissenschaft mit vielen Facetten, aber im Wesentlichen behandelt sie zwei grundlegende Themen: wodurch sich Menschen wohlfühlen und was ihnen hilft, ihr Leben zu meistern. Mit dem Wohlfühlen haben wir uns in vorhergehenden Kapiteln beschäftigt – mit der Fülle an positiven Gefühlen, den Höhepunkten des Glücks und der guten Laune. Das Leben zu meistern bedeutet, eine tiefere Art des Wohlbefindens zu erlangen. Das erreichen wir, wenn wir unsere Stärken einsetzen und unser Potenzial entfalten. Es geht dabei auch darum, einen Sinn und Zweck im Leben zu sehen, sich weiterzuentwickeln und Erfüllung zu finden. Das ist das sogenannte eudämonistische Wohlbefinden (mehr dazu in Kapitel 2, S. 44), bei dem es darum geht, Ihr wahres Wesen (daimon) zu verwirklichen. Dieses Konzept geht auf die antike griechische Philosophie zurück. Es ist eine »stillere« Form des Wohlbefindens, die viele Psychologen für befriedigender und dauerhafter halten. In diesem Kapitel beleuchten wir einige Aspekte dieses Wohlbefindens und finden heraus, wie man es vermehren kann.

Der Sinn des Lebens

Was gibt Ihrem Leben einen Sinn? Vielleicht Ihre Familie, Ihr Glaube, eine Tätigkeit, Ihre Erfolge? Wollen Sie die Welt verändern? Oder sich lieber künstlerisch verwirklichen oder Ihr wahres Selbst ergründen? Was es auch ist, es ist eine persönliche Angelegenheit. Einschneidende Erlebnisse haben einen Einfluss darauf. Das können positive Ereignisse sein, etwa die Geburt eines Kindes, oder negative, etwa ein traumatisches Erlebnis. Das Leben erhält Sinn, wenn etwas eine tiefere Bedeutung hat, die über den Moment oder über das Banale hinausgeht. Oder wenn es einen Zweck erfüllt oder einen Zusammenhang erkennen lässt, der das Chaos zu einem großen Ganzen werden lässt.[115] Wie es auch sein mag, Menschen, deren Leben einen Sinn hat, haben mehr Wohlbefinden als Menschen, denen das Leben sinnlos erscheint. Dieses Gefühl der Sinnlosigkeit ist eines der Symptome einer Depression. Meine letzte Depression erlebte ich, als ich keinen Sinn mehr in meinem Leben sah. Ich wollte Kinder haben, aber als sich herausstellte, dass das nicht möglich war (zumindest nicht auf natürlichem Weg), verfiel ich in Depressionen. Erst als ich einen neuen Lebenszweck fand, der mir Sinn und Motivation gab, begann meine Genesung. Heute helfe ich Menschen dabei, glücklicher zu werden, und das inspiriert mich noch genauso sehr, wie mich mein erster Gedanke daran inspirierte. Die Arbeit mit Menschen erfüllt mich und sie gibt mir allen Sinn, den ich im Leben brauche – und noch viel mehr.

Oft erleben wir positive Erfahrungen als sinnvoll, denn sie lassen das Leben so erscheinen, wie es sein sollte. Selbst kleine Freuden geben dem Leben Sinn – zum Beispiel ein entspannter, sonniger Nachmittag in der Gesellschaft lieber Menschen. Auch in den schlimmsten Erfahrungen im Leben können wir einen Sinn erkennen, wenn wir versuchen, sie zu verstehen. Der österreichische Psychiater Viktor Frankl berichtete in ... *trotzdem Ja zum Leben sagen*[116] über seine Zeit in einem Konzentrationslager. Zwischen Leid und Entbehrungen beschrieb er ein besonderes Erlebnis. Er arbeitete in eisiger Kälte, als er plötzlich eine Vision seiner Frau hatte, die von einem Gefühl der Glückseligkeit begleitet wurde. Für Frankl kam damit die Erkenntnis, dass die Liebe dem Leben den größten Sinn verleiht. Selbst wenn einem nichts im Leben bleibt, man kann immer noch einen Sinn darin sehen. Frankl zufolge findet man Sinn auf folgenden Wegen:

- im Schaffen eines Werkes oder in der Erfüllung einer Aufgabe
- in einer Erfahrung oder einer Begegnung
- in unserer Einstellung gegenüber unvermeidlichem Leid

Dabei ist es am wichtigsten, eine Aufgabe im Leben zu haben – eine Berufung oder Bestimmung. Sie bietet Ihnen zwei der drei Elemente des Glücks – Sinn und Engagement.[117] Aber sie weist Ihnen auch einen positiven Weg, ein Ziel, auf das Sie Ihre Energien richten können. Eine Aufgabe gibt Ihrem Leben ein Fundament, das Sie stabiler und widerstandsfähiger macht. Kennen Sie Ihre Aufgabe? Wenn nicht, dann sind Sie nicht allein. Viele Menschen haben eigentlich keine Ahnung, was sie mit ihrem Leben anfangen sollen, oder können sich zwischen mehreren Optionen nicht entscheiden. Andere bezweifeln, dass es überhaupt eine Aufgabe für sie gibt. Die Frage ist daher: Wie finden

Sie heraus, was Ihre Aufgabe ist? Der Forschung zufolge gibt es dafür drei Möglichkeiten.[118]

- Sie ergreifen selbst die Initiative und arbeiten daran, Ihre Lebensaufgabe herauszufinden.
- Ein einschneidendes Ereignis, etwa eine Krankheit oder die Geburt eines Kindes, offenbart Ihre Aufgabe.
- Sie beobachten andere Menschen und lassen sich von ihrem Leben inspirieren.

Ihr Lebenszweck ist also etwas, auf das Sie hinarbeiten oder das von selbst auftaucht oder das Sie durch andere Menschen entdecken. Lassen Sie sich von der Wichtigkeit dieser Aufgabe nicht entmutigen. Behalten Sie ein »dynamisches Selbstbild« bei (mehr dazu in Kapitel 1, S. 35). Ihr Lebenszweck ist nicht in Stein gemeißelt und kann sich im Laufe Ihres Lebens verändern. Wenn man ihn dann findet, spürt man oft, dass er es ist. Er fühlt sich stimmig an. Ihr Körper entspannt beim Gedanken daran. Vertrauen Sie Ihrem Bauchgefühl. Die folgenden Aktivitäten können Ihnen bei der Suche nach Ihrer Lebensaufgabe helfen. In der ersten geht es um einige Ihrer schönsten Momente.[119]

⭐ **Finden Sie Ihre Lebensaufgabe – 1**

Denken Sie an **drei der schönsten, besten Erfahrungen** Ihres Lebens:

1. _____
   _____

2. _____
   _____

3. _____
   _____

Fragen Sie sich bei der ersten: »**Was war an dieser Erfahrung so wichtig für mich?**« Nennen Sie für jede Erfahrung zwei Gründe und beschreiben Sie sie in ein paar Sätzen.

- _____
  _____
  _____

- _____
  _____

- _____
  _____

- _____
  _____

- _____
  _____

- _____
  _____

- Unterstreichen Sie dann die Schlüsselwörter in jedem Satz.
  Sie verraten Ihre Grundwerte.
- Wählen Sie dann die **drei für Sie wichtigsten Wörter** und
  kreisen Sie sie ein.
- Formulieren Sie dann mit diesen drei Wörtern im Hinterkopf einen
  Satz zu Ihrem **Lebenszweck**. Stellen Sie die Wörter nach Belieben
  um, bis eine Idee zu Ihrem Lebenszweck auftaucht. Bleiben Sie
  entspannt und experimentieren Sie mit dieser Idee, bis Ihnen ein
  stimmiger Satz in den Sinn kommt. Wenn Sie unsicher sind, stellen
  Sie eine Vermutung an.

Meine Lebensaufgabe ist …

_____

_____

_____

Gehen Sie mit Lockerheit an die Übung heran. Es gibt keine richtige
oder falsche Antwort. Außerdem kann sich Ihre Lebensaufgabe im
Lauf der Zeit verändern.

Diese Übung funktioniert so gut, weil sie Ihre Lebensaufgabe auf indirektem Wege offenbart. Ich finde sie auch im Coaching sehr nützlich und meine Klienten haben oft ein Aha-Erlebnis, während sie an ihrem Satz feilen. Sobald Sie eine Lebensaufgabe festgelegt haben, fühlen Sie in die Idee hinein. Fühlt sie sich authentisch und motivierend an? Eine neue (oder erneuerte) Lebensaufgabe wird zu Ihrer Entwicklung beitragen und ist besonders nützlich, wenn Sie über einen Karrierewechsel nachdenken. Überlegen Sie sich einen kleinen, machbaren Schritt auf dem Weg zur Umsetzung dieser Aufgabe. Machen Sie zum Beispiel ein paar Online-Recherchen oder tätigen Sie einen Anruf. Was es auch sei, notieren Sie es in Ihrem Terminkalender und tun Sie es dann auch.

Die nächste Übung hilft Ihnen dabei, herauszufinden, was Ihnen Sinn und Zweck stiftet. Stimmen Sie sich zuvor positiv ein – gehen Sie spazieren, meditieren Sie, hören Sie Musik oder genießen Sie die Natur. Sie benötigen für diese Übung etwas zum Schreiben, um Ihre Gedanken festzuhalten.

Ihr positives Vermächtnis

- Stellen Sie sich die Zukunft vor – so wie Sie sie gerne hätten und wie sich die Menschen in Ihrem Leben an Sie erinnern sollen.
- Was sollten sie über Sie sagen? Welche Erfolge und Stärken würden sie erwähnen?
- Geben Sie sich diesem Tagtraum hin und lassen Sie Ihrer Fantasie freien Lauf. Bleiben Sie realistisch, aber nicht zu bescheiden. Denken Sie in großen Dimensionen.
- Schreiben Sie ein paar Absätze über Ihr positives Vermächtnis.
- Legen Sie den Text eine Zeitlang beiseite. Wenn Sie ihn dann wieder einmal lesen, achten Sie auf die Themen. Was sagt Ihnen der Text über das, was Ihrem Leben Sinn gibt? Was verrät er Ihnen über Ihren Lebenszweck?
- Betrachten Sie den Text und fragen Sie sich: Was kann ich tun, um mein Vermächtnis wahr werden zu lassen? Was mache ich bereits, das mich näher an dieses Ziel bringt?

Basierend auf Chris Petersons A Primer in Positive Psychology[120]

Depressionen sind oft mit einem Ende verknüpft – das Ende einer Beziehung, eines Jobs, eines Lebensabschnitts, einer Lebensweise. Das ist schmerzhaft, aber sobald der Trauerprozess im Gange ist, kann ein Ende auch der Beginn von etwas Neuem sein. Ein Ziel vor Augen zu haben, ist ein großer Schritt auf dem Weg aus der Depression. Es bringt Sie weiter. Ich fühlte mich wie der sprichwörtliche Phönix, der sich aus der Asche erhebt. Mein altes Leben lag in Trümmern. Es war an der Zeit, neue Wege zu beschreiten, auch wenn ich anfangs an meinen alten Gewohnheiten festhielt. Was mir unter anderem wirklich half, war der Einsatz meiner Stärken, um mir neue Bereiche zu erschließen. Ihre Stärken sagen Ihnen, welche Aufgabe zu Ihrer wahren Persönlichkeit passt. Auch die nächste Übung hilft Ihnen, diese Aufgabe zu bestimmen. Sie arbeiten dabei mit Ihren Stärken, die Sie im vorhergehenden Kapitel herausgefunden haben.

 Finden Sie Ihre Lebensaufgabe – 2

Ihre Stärken und Begabungen sind Hinweise auf Ihre Bestimmung. Diese Übung hilft Ihnen, ein mögliches Einsatzgebiet für Ihre Stärken zu finden.[121]

Schreiben Sie Ihre fünf Signaturstärken aus Ihrem VIA-Test auf.

- _____
- _____
- _____
- _____
- _____

Schreiben Sie ungefähr fünf andere Talente/Begabungen auf, die Sie haben – zum Beispiel ein künstlerisches/sportliches/ musikalisches Talent; gut im Umgang mit Tieren; die Fähigkeit, andere zum Lachen zu bringen; ein Auge für Farben usw.

- _____
- _____

- _____
- _____
- _____

Schreiben Sie einige Dinge auf, die Sie an der modernen Gesellschaft ablehnen (etwas, das Sie wirklich wütend macht und das Sie gerne verändern würden).

- _____
- _____
- _____
- _____
- _____

Wählen Sie nun aus jeder Kategorie eine Sache aus – die für Sie wichtigste von jeder Liste – und schreiben Sie sie hierhin.

a _____

b _____

c _____

Formulieren Sie aus diesen drei Elementen eine Aussage zu Ihrem Lebenszweck:

Ich verwende meine Stärke .... und meine Begabung ...., um ....

(Ihre Wut positiv umformuliert, als Aufruf zum Handeln)*

Probieren Sie es aus – es gibt keine richtige oder falsche Antwort. Wenn Sie keine Idee haben, raten Sie einfach.

---

* Wenn Sie zum Beispiel über das Ausmaß psychischer Erkrankungen in der heutigen Gesellschaft wütend werden, könnten Sie sagen: »um psychische Gesundheit zu fördern« statt: »um psychische Erkrankungen zu besiegen«.

Das Leben belohnt Taten

Nun wissen Sie mehr darüber, was das eudämonistische Wohlbefinden ist – nämlich das tiefere Wohlbefinden, das entsteht, wenn unser Leben einen Sinn und Zweck hat, wenn wir unsere Stärken besser kennen und sie einsetzen, um uns weiterzuentwickeln. Depressionen machen handlungsunfähig und vielleicht können Sie sich gar nicht vorstellen, etwas zu tun. Aber um aus dieser Starre herauszukommen, müssen Sie handeln, weil sich das Leben erst dann verändern wird. Die folgenden Tipps helfen Ihnen, Ihre Vorhaben in die Tat umzusetzen, sodass Sie Ihr Leben verändern und Ihre Lebensaufgabe erfüllen können.

Ein Schubs in die richtige Richtung

- Viele kleine Taten bringen den Ball eher ins Rollen als ein großer Schritt. Legen Sie die Latte niedrig.
- Seien Sie nachsichtig mit sich und handeln Sie in Momenten, in denen es Ihnen etwas besser geht, etwa nach einer körperlichen oder sozialen Aktivität.
- Machen Sie jeden Tag nur eine Kleinigkeit. So gelangen Sie Schritt für Schritt auf Ihren Weg.

Zielsetzung für Veränderung

Im Coaching lautet die Kernfrage: »Was wollen Sie?« In diesem Abschnitt geht es um das, was Sie sich für Ihr Leben nach der Depression wünschen. Was würden Sie gerne erreichen? Auch wenn Sie sich momentan orientierungslos fühlen, weist Ihnen ein Ziel den Weg und gibt Ihnen eine Aufgabe. In unzähligen Studien wurde bewiesen, dass Zufriedenheit im Leben entsteht, wenn man Ziele erreicht, die einem wichtig sind. Für depressive Menschen kann Zielsetzung ein heikles Thema sein, da manchmal genau das Nichterreichen der eigenen Lebensziele die Depression auslöst. Besonders bei Menschen im mittleren Alter ist das oft der Fall. In diesem Alter (Mitte 40) erreicht das Glück oft seinen Tiefpunkt. Man erkennt, dass es vielleicht zu spät ist, um bestimmte Ziele zu erreichen. Das trägt dann zur Midlife-Crisis bei. Manchmal ist jedoch das Loslassen dieser Ziele nötig, um einen neuen Weg einschlagen zu können. Und auch das Glück steigt nach diesem Lebensabschnitt wieder an.[122]

Nehmen Sie Ihre Ziele aber nicht allzu ernst. Sie geben Ihnen Orientierung, aber Sie sind kein Versager, wenn Sie ein Ziel nicht erreichen. Mein eigenes Glück stieg erst wieder an, als ich meine langgehegten, aber unerfüllten Ambitionen losließ und mir neue Ziele setzte. Die neuen Ziele waren flexibler und passten besser zu meinen Lebensumständen. Mithilfe der folgenden Übungen können Sie herausfinden, welche Richtung Sie in Ihrem Leben einschlagen sollen.

 Das Rad des Wohlbefindens

Diese simple Übung verrät Ihnen, welchen Bereichen Ihres Lebens Sie mehr Aufmerksamkeit schenken sollten und wie Sie Ihr Wohlbefinden steigern können. Zeichnen Sie einen Kreis und unterteilen Sie ihn in acht Segmente. In jedes schreiben Sie einen Bereich Ihres Lebens – einige wichtige Bereiche finden Sie unten, aber Sie können auch eigene hinzufügen.

- **Freude** – Spaß, Freizeit und Vergnügen
- **Sinn** – Aufgaben, Erfüllung, Spiritualität
- **Verbindungen** – Beziehungen zu Angehörigen, Freunden und anderen Menschen
- **Resilienz** – die Fähigkeit, Schwierigkeiten erfolgreich zu meistern
- **Vitalität** – körperliche Gesundheit, Energie, Bewegung
- **Persönlichkeitsentwicklung** – Lernen, Selbstentfaltung
- **Arbeit** – Zufriedenheit im Beruf
- _____
- _____

Auf der nächsten Seite finden Sie ein Beispiel für ein Rad des Wohlbefindens.

Das Rad des Wohlbefindens

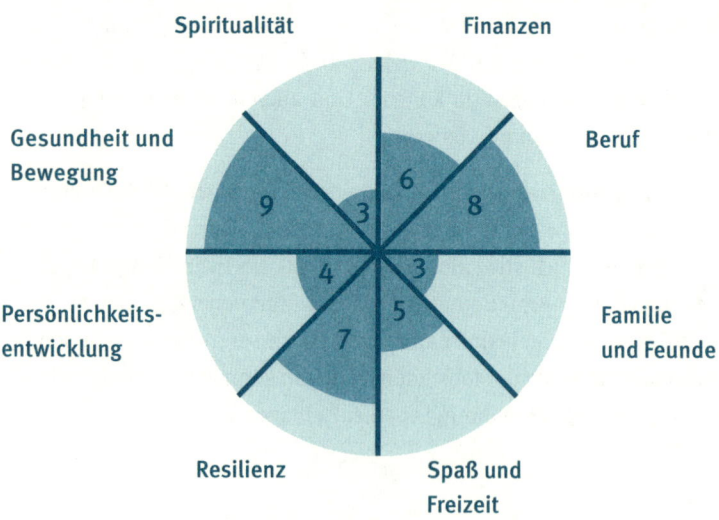

Spiritualität

Finanzen

Gesundheit und
Bewegung

Beruf

9   3   6

8

4   3

5

Persönlichkeits-
entwicklung

Familie
und Feunde

7

Resilienz

Spaß und
Freizeit

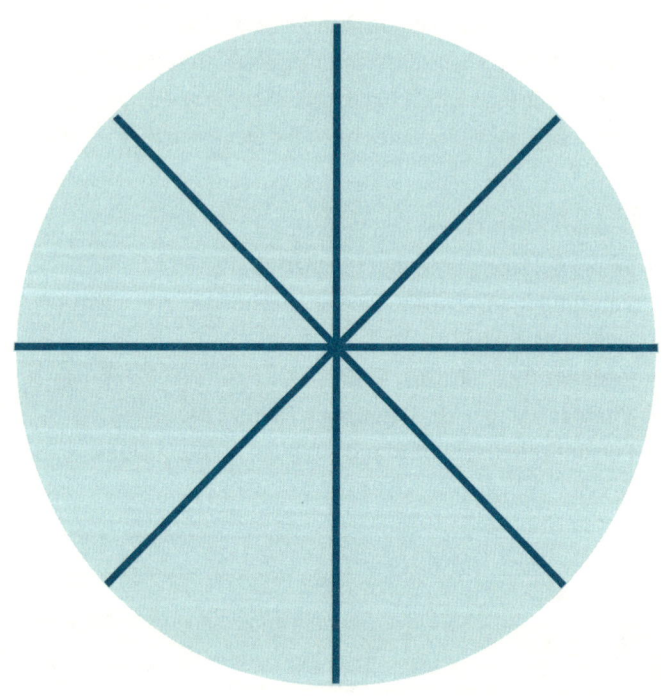

Ihr Rad des Wohlbefindens

Schreiben Sie in jeden Kreisabschnitt einen Lebensbereich. Bewerten Sie dann, wie zufrieden Sie mit jedem Bereich sind, und markieren Sie den Abschnitt mit einer Linie. Bewerten Sie auf einer Skala von 0 (sehr unzufrieden) bis 10 (sehr zufrieden). In der Kreismitte liegt die 0 und am Rand die 10. Bei einer hohen Punktzahl liegt die Linie weiter außen, bei einer niedrigen näher an der Mitte. Wenn Sie mehr Platz benötigen, zeichnen Sie einen größeren Kreis auf ein Blatt Papier.

Wenn Sie Ihr Rad beschriftet haben, stellen Sie sich die folgenden Fragen:

- Wie bewerten Sie Ihr Wohlbefinden? Was fällt Ihnen an Ihrem Rad auf?
- Was läuft gut?
- Worum sollten Sie sich kümmern?
- Um welche Bereiche können Sie sich jetzt schon kümmern?
- Welchen kleinen Schritt könnten Sie tun, um in einem der Bereiche eine große Veränderung zu bewirken?

Übertragen Sie jeden Bereich in einen Lebensplan (ein Beispiel dafür finden Sie in Kapitel 12, S. 191). Setzen Sie sich dann für jeden Lebensbereich ein Ziel, das Sie als »Annäherungsziel« formulieren – also als ein Ziel, auf das Sie sich hinbewegen – kein »Vermeidungsziel«, vor dem Sie entkommen möchten. Annäherungsziele wirken intrinsisch motivierend – Sie möchten das Ziel um des Zieles selbst willen erreichen. Extrinsische Motivation bedeutet, dass Sie etwas erreichen möchten, das Ihnen einen äußerlichen Nutzen bringt – etwa Geld, Status usw. Ein intrinsisch motivierendes Ziel wird Sie jedoch stärker inspirieren, darauf hinzuarbeiten, auch wenn Hindernisse auftreten.

Wichtig ist, dass Ihr Ziel tatsächlich erreichbar ist. Denken Sie SMART – **s**pezifisch, **m**essbar, **a**usführbar, **r**ealistisch und **t**erminlich festgelegt. Ist das Ziel nämlich zu groß, glauben Sie nicht daran und geben auf, sobald Schwierigkeiten auftauchen (und bezeichnen sich dann als Versager). Das Ziel muss so klein sein, dass Sie den Weg dorthin wirklich wagen und den ersten Schritt machen. Wenn Sie einmal dafür bereit sind, können Sie immer noch größere Schritte machen. Es muss auch ein spezifisches Ziel sein, damit Sie etwas Konkretes tun können – zum Beispiel »einmal pro Woche ins Fitnessstudio« statt einer vagen Idee wie »fitter werden«. Legen Sie einen ersten Schritt fest. Einen, der für Sie leicht machbar ist. Legen Sie dann den nächsten Schritt fest.

Beantworten Sie die folgenden Fragen mit Ihrem Ziel im Hinterkopf und arbeiten Sie Ihre Ideen weiter aus.

- Wenn ich Ihnen jetzt einen Zauberstab geben könnte, würden Sie ihn ohne zu zögern annehmen? Wenn nicht, sollten Sie Ihr Ziel noch genauer definieren, damit die Antwort ein eindeutiges Ja ist.
- Beschreiben Sie Ihr Ziel in allen Details. Was genau wollen Sie? Wann? Wo? Wen außer Ihnen betrifft es?
- Wie könnten Sie es verwirklichen? Seien Sie kreativ und denken Sie sich verschiedene Möglichkeiten aus.
- Welche Ressourcen bräuchten Sie, um Ihr Ziel zu erreichen? Menschen, Organisationen, Bücher, Websites?
- Wie wäre Ihr Leben, wenn Sie Ihr Ziel erreichten? In welcher Form könnte man es sehen? Was würden Sie darüber hören? Wie würden Sie sich fühlen? Stellen Sie sich Ihr Ziel mit Ihren Sinnen vor – Eindrücke, Geräusche, Gefühle.
- Hat das Ziel die richtige Größe, um es anzugehen? Wenn es noch zu groß ist, machen Sie es überschaubarer. Ist es zu klein, legen Sie die Latte höher, um sich zu motivieren.
- Wo befinden Sie sich schon auf dem Weg zu Ihrem Ziel? Welche Fortschritte haben Sie bereits gemacht?
- Passen Sie Ihr Ziel gegebenenfalls an, damit es tatsächlich etwas ist, das Sie erreichen können.

☆ **Lebensplan**

Lebensbereich

_____

_____

SMARTes Ziel

_____

_____

Erster Schritt – ein ganz kleiner

_____

_____

Nächster Schritt

_____

_____

Die folgenden Fragen helfen Ihnen, zu handeln und potenzielle Hindernisse zu umgehen.

- Was muss geschehen, damit Sie Ihr Ziel erreichen?
- Was hält Sie momentan davon ab, Ihr Ziel zu erreichen?

Wo ein Wille ist, ist auch ein Weg

Zum Schluss möchte ich Sie noch mit der Hoffnung bekanntmachen. Sie ist die scheue Schwester des Optimismus (siehe Kapitel 7, S. 102). Der Hoffnung schenkt man meist weniger Aufmerksamkeit als ihrem bekannten Bruder, aber auch sie kann Sie auf Ihrem Weg unterstützen. In der Positiven Psychologie ist die Hoffnung viel mehr als nur der Glaube an ein positives Ergebnis. Sie ist ein sehr zweckmäßiges Konzept. Sie besteht aus zwei Elementen: aus der Motivation, Ziele zu erreichen (Handlungsfähigkeit), und aus einem Plan, um die Ziele zu verwirklichen (Methoden).[123] Depressive Menschen verspüren oft eine starke Hoffnungslosigkeit. Aber auch wenn Sie keine Hoffnung in Bezug auf Ihr Ziel haben, bietet Ihnen die Positive Psychologie eine konkrete Strategie, um Hoffnung zu entwickeln und sich Ihrem Ziel anzunähern. Und das ist die Formel für die Hoffnung:

1. Legen Sie fest, was Sie sich wünschen. (Ziele)
2. Überlegen Sie sich verschiedene Möglichkeiten, diese Ziele zu erreichen. (Methoden)
3. Stecken Sie Ihre Energie in das Erreichen dieses Ziels und bleiben Sie am Ball. (Handlungsfähigkeit)

Für die Hoffnung gilt: Wo ein Wille (Handlungsfähigkeit) ist, ist fast immer auch ein Weg (eine Methode). Im Gegensatz zu hoffnungslosen Menschen können hoffnungsvolle Menschen die Hindernisse auf dem Weg zu ihrem Ziel durch flexibles Denken umgehen und eine andere Methode finden. Hier kommt die Handlungsfähigkeit ins Spiel: Sie gibt einem hoffnungsvollen Menschen die Energie und Motivation, um den ersten Schritt zu machen und sich auch von Schwierigkeiten nicht entmutigen zu lassen. Vielleicht fällt es Ihnen schwer, echte Hoffnung zu verspüren, aber es gibt eine Formel, die diese Frustration auflöst und die Hoffnung in mehrere Schritte zerlegt, die Sie auf dem Weg zu Ihrem Ziel machen können – aus der Hilflosigkeit in die Hoffnung.

Glücklich bis ans Lebensende? Das Glück bewahren

In diesem Buch ergründeten wir verschiedene evidenzbasierte Praktiken der Positiven Psychologie, die Sie glücklicher machen und Ihnen Ihr Wohlbefinden wiedergeben können. Diese Strategien können Ihre Stimmung auf natürliche Weise heben und Sie vor der Abwärtsspirale in die Depression bewahren – damit Sie der »Schwarze Hund« nicht mehr heimsucht. Für Depressionen gibt es viele verschiedene Ursachen, darum bringt ein mehrdimensionaler Ansatz einen größeren Heilungserfolg.

- Praktizieren Sie Dankbarkeit und das Genießen, um häufiger positive Gefühle zu empfinden.
- Praktizieren Sie Optimismus – er ist der Schlüssel zur Resilienz.
- Bleiben Sie mit den Menschen, die Ihnen guttun, in Kontakt.
- Konzentrieren Sie sich auf die körperlichen Aspekte des Wohlbefindens – Energie, Ernährung, Bewegung.
- Denken Sie an die größeren Zusammenhänge – an den Sinn und Zweck Ihres Lebens.
- Setzen Sie Ihre Stärken ein, um Probleme zu lösen und Ihre Ziele zu erreichen.

Und vergessen Sie nicht: Spaß und Vergnügen machen Sie kurzfristig glücklich, aber ein tieferes Wohlbefinden entsteht, wenn Sie eine Lebensaufgabe haben und Dinge tun, bei denen Sie Ihr Potenzial ausschöpfen können. Kurz gesagt: Das eudämonistische Wohlbefinden sind die positiven Gefühle, die entstehen, wenn Sie Ihre Stärken für etwas Sinnvolles einsetzen.

»Es geht alles vorüber«

Ein Optimist betrachtet die Krisen in seinem Leben als einen temporären Zustand. »Es geht alles vorüber.« Auch die meisten depressiven Episoden treten zyklisch auf und haben irgendwann ein Ende. Die Heilung von der Depression mag Ihnen langsam erscheinen – vielleicht merken Sie anfangs gar nicht, dass sich die dunklen Wolken verziehen. Mit der Zeit werden Sie aber immer häufiger positive Gefühle empfinden und sich seltener verzweifelt fühlen.

Der Wissenschaft zufolge steigert eine depressive Episode das Risiko für weitere Episoden. Darum müssen Sie Ihr Glück durch stimmungsfördernde Aktivitäten auch weiterhin bewahren. Nehmen Sie Ihre psychische Gesundheit genauso ernst wie Ihr körperliches Wohlbefinden. Im Alltag bedeutet das, dass Sie schöne Momente genießen, das Positive wertschätzen und das Negative in einem anderen Licht betrachten. Auch ein Gleichgewicht zwischen Beruf, Erholung und Vergnügen ist wichtig. Füllen Sie Ihr Reservoir des Wohlbefindens mit Erfahrungen, die positive Gefühle erzeugen oder Ihrem Leben einen Sinn geben. So entwickeln Sie Resilienz, um Krisen zu bewältigen und sich in Zukunft vor Depressionen wappnen zu können.

Lernen Sie, die ersten Anzeichen der Abwärtsspirale zu erkennen, sodass Sie sofort mit den Techniken aus diesem Buch gegensteuern können. Ich führe mittlerweile ein depressionsfreies Leben (von der gelegentlichen schlechten Laune einmal abgesehen) und meine Fähigkeit, glücklich zu sein, ist viel größer als je zuvor. So kann es auch bei Ihnen geschehen. Übung macht den Meister – oder in diesem Fall: erzeugt die neuronalen Verbindungen für das Glück. Nichts ist in Stein gemeißelt. Das Leben kann sich tatsächlich verändern. Jede Zelle Ihres Körpers wird sich erneuern. Sie können Ihr Glück entwickeln, Ihre Positivität steigern, auch als »geborener Pessimist« den Optimismus erlernen und Ihre Stärken ausbauen. Es gibt ein Licht am Ende des Tunnels, auch wenn Sie es noch nicht sehen. Es gibt Hoffnung.

»Wo Leben ist, ist auch Hoffnung.«

Cicero

Danksagung

Ich danke allen, die zu diesem Buch beigetragen haben: den Wissenschaftlern, deren Arbeit den positiven Ansatz zur Behandlung von Depressionen begründet hat, und meinen Kollegen in der Welt der Positiven Psychologie – für diese Ausgabe vor allem Prof. Bob Emmons, Dr. Chris Johnstone, Dr. Tayyab Rashid, Dr. Katie Hanson, Prof. Helena Marujo, Prof. Luis Miguel Neto und Prof. Neil Frude.

Das Schreiben geht mir nicht leicht von der Hand – es ist mehr Zweck als Vergnügen, obwohl es anscheinend auch eine meiner Stärken ist. Darum danke ich meinen Freunden, die mich angespornt haben: Ashley Akin-Smith, Ann-Marie Evans, Ginette Ruthven, Chris Samsa, Molly Thompson, Jo Barnes, Shona Harris und Miranda Steed.

Danke auch an Kelly Thompson und an all die netten Menschen bei Watkins Media.

Außerdem danke ich Archie Fischer und Oskar Ruthven. Es freut mich, zu sehen, zu welch feinen jungen Männern ihr euch entwickelt.

Literaturempfehlungen

Itai Ivtzan, Tim Lomas, Kate Hefferon und Piers Worth: Second Wave Positive Psychology

Alex Korb: Die Aufwärtsspirale gegen Depressionen

Martin Seligman: Der Glücks-Faktor und Wie wir aufblühen

Mihaly Csíkszentmihályi: Flow

Sonja Lyubomirsky: Glücklich sein

Ilona Boniwell: Positive Psychology in a Nutshell

Miriam Akhtar und Dr. Chris Johnstone: The Happiness Training Plan (www.happinesstrainingplan.com)

Positive Psychology News Daily: www.positivepsychologynews.com

Barbara Fredrickson: Die Macht der guten Gefühle

Tim Lomas: The Positive Power of Negative Emotions

Robert Emmons: Das kleine Buch der Dankbarkeit

Fred B. Bryant und Joseph Veroff: Savoring

Mark Williams, John Teasdale, Zindel Segal und Jon Kabat-Zinn: Der achtsame Weg durch die Depression

Martin Seligman: Pessimisten küsst man nicht

Karen Reivich und Andrew Shatté: The Resilience Factor

Chris Johnstone: Seven Ways to Build Resilience

Chris Johnstone und Joanna Macy: Hoffnung durch Handeln. Dem Chaos standhalten, ohne verrückt zu werden

Stephen Joseph: Was uns nicht umbringt – Wie es Menschen gelingt, aus Schicksalsschlägen und traumatischen Erfahrungen gestärkt hervorzugehen

Daniel Goleman: Soziale Intelligenz – Wer auf andere zugehen kann, hat mehr vom Leben

Barbara Fredrickson: Die Macht der Liebe – Ein neuer Blick auf das größte Gefühl

Jim Loehr und Tony Schwartz: The Power of Full Engagement

Kate Hefferon: Positive Psychology and the Body

Alex Linley: Average to A + – Realising Strengths in Yourself And Others

Chris Peterson und Martin Seligman: Character Strengths and Virtues – A handbook and classification

Teresa Keller: Einfach ich selbst sein dürfen – Bessere Beziehungen mit sich und anderen durch die Positive Psychologie

Endnoten

1 Zentrum für Positive Psychologie der Universität von Pennsylvania (www.ppc.sas. upenn.edu)

2 Akhtar, M. (2017). *What is Post-traumatic Growth?* London, Watkins Media Ltd.

3 Hansen, K. (2018). Positive Psychology for Overcoming Symptoms of Depression: A Pilot Study Exploring the Efficacy of a Positive Psychology Self-Help Book versus a CBT Self-Help Book. *Behavioural and Cognitive Psychotherapy.*

4 Kaufmann, C., Boniwell, I., und Silberman, J. (2009). The Positive Psychology Approach to Coaching, in Bachkirova, T. und Cox, E. (Hrsg.) *The Sage Handbook of Coaching*, London, Sage Press.

5 Seligman, M. E. P., Rashid, T., und Parks, A. C. (2006). Positive psychotherapy. *American Psychologist, 61*, 774–788

6 Berk, M., und Parker, G. (2009). The elephant on the couch: side-effects of psychotherapy, *Australian and New Zealand Journal of Psychiatry*, 43, 787–794

7 Lambert, M. J. (2004). Bergin und Garfields *Handbuch der Psychotherapie und Verhaltensmodifikation*. Tübingen: Dgvt, 1. Auflage

8 Akhtar M., und Boniwell, I. (2010). Applying positive psychology to alcohol-misusing adolescents: A group intervention. *Groupwork*, 20 (3), 7–23

9 www.acss.org.uk/news/bulletins2013novembermtc9mentalwellbeing-htm/

10 Seligman, M. E. P., Rashid, T., und Parks, A. C. (2006). Positive psychotherapy. *American Psychologist, 61*, 774–788

11 Dweck, C. S. (2006). Selbstbild: Wie unser Denken Erfolge oder Niederlagen bewirkt. München, Piper, erweiterte und aktualisierte Taschenbuchausgabe (2017).

12 Lyubomirsky, S., Sheldon, K. M., und Schkade, D. (2005). Pursuing happiness: The architecture of sustainable change. *Review of General Psychology, 9*, 111–131

13 Seligman, M. E. P. (2003). *Der Glücks-Faktor: Warum Optimisten länger leben*. Bastei Lübbe (2005); Lyubomirsky, S. (2007) *Glücklich sein: Warum Sie es in der Hand haben, zufrieden zu leben*. Frankfurt, Campus (2013).

14 Seligman, ebd.

15 Seligman, M.E.P. (2011). Wie wir aufblühen: Die fünf Säulen des persönlichen Wohlbefindens. München, Goldmann (2015).

16 Diener, E. (2000) Subjective Well-being: The science of happiness and a proposal for a national index. *American Psychologist, 55*, 56–67

17 Ryff, C. D., und Keyes, C. L. M. (1995) The structure of psychological well-being revisited. *Journal of Personality and Social Psychology, 69*, 719–727

18 Csíkszentmihályi, M. (1990). Flow: Das Geheimnis des Glücks. Stuttgart, Klett-Cotta (2015).

19 Ryan, R. M., und Deci, E. L. (2000). Self-determination theory and the facilitation of intrinsic motivation, social development, and well-being. *American Psychologist, 55*, 68–78

20 Mauss, I. B., Tamir, M., Anderson, C. L., und Savino, N. S. (2011). Can seeking happiness make people happy? Paradoxical effects of valuing happiness. *Emotion*, 1–9

21 Fredrickson, B. L. (2001). The role of positive emotions in positive psychology: The broaden-and-build theory of positive emotions. *American Psychologist, 56*, 218–226

22 Fredrickson, B. L. (2009). *Die Macht der guten Gefühle: Wie eine positive Haltung Ihr Leben dauerhaft verändert.* Frankfurt, Campus (2011).

23 Frisch, M. B. (2006). *Quality of Life Therapy.* New Jersey: John Wiley & Sons

24 Breathnach, S. B. (1996). *The simple abundance journal of gratitude.* New York: Warner

25 Lyubomirsky, S. (2007). *Glücklich sein: Warum Sie es in der Hand haben, zufrieden zu leben.* Frankfurt, Campus (2013).

26 Lyubomirsky, S. (2007), S. 91

27 Emmons, R. (2007) *Vom Glück, dankbar zu sein: Eine Anleitung für den Alltag.* Frankfurt, Campus (2008)

28 Seligman, M. E. P., Steen, T. A., Park, N., und Peterson, C. (2005). Positive psychology progress: Empirical validation of interventions. *American Psychologist, 60*, 410–421

29 Pollay, D. J. (2008) Gratitude is a bridge to your positive future. Abgerufen unter positivepsychologynews.com/news/david-j-pollay/2008 11021119

30 Emmons, R. A. und Shelton, C. M. (2005). Gratitude and the Science of Positive Psychology. In: C. R. Snyder und S. J. Lopez (Hrsg.), *Handbook of Positive Psychology* (S. 459–471). London: Oxford University Press

31 Gratitude: How to appreciate life's gifts (2010). *Positive Psychology News Series*

32 Seligman, M. E. P., Steen, T. A., Park, N., und Peterson, C. (2005). Positive psychology progress: Empirical validation of interventions. *American Psychologist, 60*, 410–421

33 Mehr über Appreciative Inquiry: Cooperrider, D. L. und Whitney, D. (2005). *Appreciative Inquiry: A positive revolution in change.* San Francisco: Berrett-Koehler Publishers

34 Bryant, F. B., und Veroff, J. (2007). *Savoring: A new model of positive experiences.* Mahwah, N. J., Lawrence Erlbaum Associates, Inc.

35 Honoré, C. (2005). *Slow Life: Warum wir mit Gelassenheit schneller ans Ziel kommen.* München, Goldmann

36 www.slowfood.com/de/

37 Schooler, J. W., Ariely, D., und Loewenstein, G. (2003). The pursuit and assessment of happiness may be self-defeating. In: I. Brocas und J. D. Carrillo (Hrsg.). *The psychology of economic decisions. Volume 1: Rationality and well-being* (S. 41–70) New York: Oxford University Press

38 Bryant und Veroff, wie Anm. 1.

39 Diener, Sanvik und Pavot (1991). Happiness is the frequency, not the intensity of positive versus negative affect. In: F. Strack, M. Argyle und N. Schwarz (Hrsg.), *Subjective well-being: An interdisciplinary perspective* (S. 119–139). New York: Pergamon

40 Seligman, M. E. P, Rashid, T., und Parks, A. C. (2006) Positive psychotherapy. American Psychologist 61, S. 774–788

41 Boniwell, I., und Zimbardo, P. (2004). Balancing time perspective in pursuit of optimal functioning. In: P. A. Linley und S. Joseph (Hrsg.), *Positive psychology in practice.* New Jersey: John Wiley & Sons

42 Bryant, F. B., Smart, C. M., und King, S. P. (2005). Using the past to enhance the present: Boosting happiness through positive reminiscence. *Journal of Happiness Studies, 6*, 227–260

43 Davidson, R. J., Kabat-Zinn, J., Schumacher, J., Rosenkranz, M., Muller, D., Santorelli, S. F., et al. (2003). Alterations in brain and immune function produced by mindfulness meditation. *Psychosomatic Medicine, 65*, 564–570

44 Thích Nhât Hạnh. (1991). *Das Wunder der Achtsamkeit.* Bielefeld, Theseus (2009)

45 Davidson, R. J., Kabat-Zinn, J., Schumacher, J., Rosenkranz, M., Muller, D., Santorelli, S. F. et al., (2003), ebd.

46 Kabat-Zinn, J. (1990). *Gesund durch Meditation: Das große Buch der Selbstheilung.* Frankfurt, Fischer (2006).

47 Reibel, D. K., Greeson, J. M., Brainard, G. C. et al (2001). Mindfulness-based stress reduction and health-related quality of life in a heterogeneous patient population. *General Hospital Psychiatry, 23*, 183–192

48 Segal, Z., Teasdale, J., Williams, M. (2002). *Die achtsamkeitsbasierte kognitive Therapie der Depression. Ein neuer Ansatz zur Rückfallprävention.* Tübingen, DGVT-Verlag (2008).

49 Williams, M., Teasdale, J., Segal, Z. und Kabat-Zinn, J. (2007). *Der achtsame Weg durch die Depression.* Freiamt, Arbor-Verlag (2009).

50 Fredrickson, B., Cohn, M., Coffey, K. A., Pek, J., und Finkel, S. M. (2008). Open hearts build lives: Positive emotions induced through loving-kindness meditation, build consequential personal resources. *Journal of Personality and Social Psychology, 95 (5)*, 1045–1062

51 Informationen und Anleitungen zur Liebenden-Güte-Meditation und zu anderen Meditationen finden Sie unter: www.triratna-buddhismus.de/meditation/

52 Carver, C. S., Scheier, M. F., und Segerstrom, S. C. (2010). Optimism. *Clinical Psychology Review.* 879–889

53 Seligman, M. E. P. (1990). *Pessimisten küsst man nicht: Optimismus kann man lernen*. München, Droemer Knaur (2001)

54 Boniwell, I. (2006). *Positive Psychology in a Nutshell*. London: PWBC.

55 Norem, J. K. (2001). Die positive Kraft negativen Denkens. Frankfurt, Fischer Scherz (2002)

56 Seligman. Wie Anm. 53

57 Frisch, M. B. (2006). *Quality of Life Therapy*. New Jersey: John Wiley & Sons

58 Littman-Ovadia, H., und Nir, D. (2014). Looking forward to tomorrow: The buffering effect of a daily optimism intervention. *The Journal of Positive Psychology, 9*, 122–136

59 King, L. A. (2001). The health benefits of writing about life goals. *Personality and Social Psychology Bulletin, 27*, 798–807

60 Sheldon, K. M. und Lyubomirsky, S. (2006). How to increase and sustain positive emotion: The effects of expressing gratitude and visualizing best possible selves, *The Journal of Positive Psychology. 1(2)*, 73–82

61 Schneider, S. L. (2001). In search of realistic optimism. *American Psychologist, 56* (3), 250–263.

62 Segerstrom, S. C. (2006). *Optimisten denken anders: Wie unsere Gedanken die Wirklichkeit erschaffen*. Göttingen, Hogrefe (2009)

63 Diese Darstellung der Resilienz stammt von Dr. Chris Johnstone. In: *Find Your Power*, 2010, Permanent Publications

64 Masten, A. S. (2016). *Resilienz: Fakten, Modelle & Neurobiologie: Das ganz normale Wunder entschlüsselt*. Paderborn, Junfermann

65 Reivich, K., und Shatté, A. (2002). *The Resilience Factor*. New York: Broadway Books

66 Carr, A. (2004). *Positive Psychology*. Hove: Brunner-Routledge

67 Basierend auf: Zeidner, M., und Endler, N. S. (Hrsg.) (1996). *Handbook of Coping: Theory, Research, Applications*. New York: John Wiley

68 Die Bücher *Kinder brauchen Optimismus* von Martin Seligman et al. (Hamburg, Rowohlt: 1999) und *The Resilience Factor* von Karen Reivich und Andrew Shatté befassen sich genauer mit dem ABC-Modell.

69 Reivich, K. und Shatté, A. (2002). *The Resilience Factor*. New York: Broadway Books

70 Basierend auf Burns, D. D. (1980). *Feeling Good: Depressionen überwinden, Selbstachtung gewinnen*. (Vorwort von Aaron T. Beck). Paderborn, Junfermann (2006)

71 Tugade, M., und Fredrickson, B. L. (2004). Resilient individuals use positive emotions to bounce back from negative emotional experiences. *Journal of Personality and Social Psychology, 86* (2), 320–333

72 Fredrickson, B. L. (2009). *Die Macht der guten Gefühle: Wie eine positive Haltung Ihr Leben dauerhaft verändert*. Frankfurt, Campus (2011)

73 Tedeschi, R. G., und Calhoun, L. G. (2004). A clinical approach to post-traumatic growth. In: P. A. Linley und S. Joseph (Hrsg.), *Positive Psychology in Practice* (S. 405–419). Hoboken, N. J., John Wiley & Sons

74 Basierend auf: Nolen-Hoeksema, S., und Davis, C. G. (2005). Positive Responses to Loss. In: C. R. Snyder und S. J. Lopez (Hrsg.). *The Handbook of Positive Psychology.* New York: Oxford University Press

75 Mehr zum Thema posttraumatisches Wachstum: Hefferon, K., Grealy, M., und Mutrie, N. (2009). Post-traumatic growth and life threatening physical illness: a systematic review of the qualitative literature. *British Journal of Health Psychology, 14* (2), 343–378

76 Niederhoffer, K. G., und Pennebaker, J. W. (2005). Sharing one's story. In: C. R. Snyder und S. J. Lopez (Hrsg.). *The Handbook of Positive Psychology.* New York: Oxford University Press

77 Pennebaker, J. W. (1989). Confession, inhibition and disease. In: L. Berkowitz (Hrsg.), *Advances in experimental social psychology, 22,* 211–244. New York: Academic Press. Von J. W. Pennebaker gibt es auf Deutsch: *Heilung durch Schreiben: Ein Arbeitsbuch zur Selbsthilfe.* Bern, Huber (2009)

78 Chris Peterson, Autor des Buchs *A Primer in Positive Psychology* (2006, New York: Oxford University Press), sagte, dass man die Positive Psychologie in drei Worten zusammenfassen könne: »Other people matter.«

79 Diener, E., und Seligman, M. E. P. (2002). Very happy people. *Psychological Science, 13,* 81–84

80 Seligman, M. E. P (1995). *Kinder brauchen Optimismus.* Reinbek, Rowohlt (1999)

81 Frederickson, B. (2013). *Die Macht der Liebe: Ein neuer Blick auf das größte Gefühl.* Frankfurt, Campus (2014).

82 Gottman, J. M. und Silver, N. (1999). *Die sieben Geheimnisse der glücklichen Ehe.* Berlin, Ullstein, 6. Auflage (2014)

83 Gable, S. L., Reis, H. T., Impett, E., und Asher, E. R. (2004). What do you do when things go right? The intrapersonal and interpersonal benefits of sharing positive events. *Journal of Personality and Social Psychology, 87,* 228–245

84 Ebd.

85 Goleman, D. (2006). *Soziale Intelligenz: Wer auf andere zugehen kann, hat mehr vom Leben.* München, Droemer (2017)

86 Kathryn Brittons Gedanken zur sozialen Ansteckung finden Sie unter: www.positivepsychologynews.com/news/kathryn-britton/20080407704. Einen guten deutschsprachigen Artikel zum Thema gibt es z. B. unter: www.spektrum.de/magazin/gemeinsam-sind-wir-anders/1029 279

87 Dutton, J. (2003). *Energize Your Workplace: How to Create and Sustain High-Quality Connections at Work.* San Francisco: Jossey-Bass

88 Festinger, L. (1954). A theory of social comparison processes. *Human Relations, 7* (2) 117–140

89 Fredrickson, B. (2009). *Die Macht der guten Gefühle: Wie eine positive Haltung Ihr Leben dauerhaft verändert.* Frankfurt, Campus (2011)

90 Bryant, F. B., und Veroff, J. (2007). *Savoring: A new model of positive experiences.* Mahwah, N. J., Lawrence Erlbaum Associates, Inc.

91 Lyubomirsky, S. (2007). *Glücklich sein: Warum Sie es in der Hand haben, zufrieden zu leben.* Frankfurt, Campus (2013).

92 Weinstein, N., und Ryan, R. (2010). When helping helps: Autonomous motivation for pro-social behaviour and its influence on well-being for the helper and recipient. *Journal of Personality and Social Psychology, 98* (2), 222–244

93 Auf den folgenden Seiten finden Sie Ideen, um Freundlichkeit zu verbreiten: www.randomactsofkindness.org; www.thekindnessoffensive.com; www.payitforwardfoundation.org; www.fuereinebesserewelt.info/random-acts-of-kindness/ www.jetztrettenwirdiewelt.de

94 McCullough, M. E., und van Oyen Witvliet, C. (2005). The Psychology of Forgiveness. In: C. R. Snyder und S. J. Lopez (Hrsg.). *The Handbook of Positive Psychology.* New York: Oxford University Press

95 Inspirierende Geschichten von Menschen, die vergeben konnten: www.theforgivenessproject.com

96 Mehr über die Psychologie und Praxis des sozialen Networkings erfahren Sie in: *The Facebook Manager* (Management Books, 2009) von Bridget Grenville-Cleave und Jonathan Passmore. *Follow Me! Erfolgreiches Social Media Marketing mit Facebook, Twitter und Co.* von Anne Grabs, Karim-Patrick Bannour und Elisabeth Vogl (Bonn, Rheinwerk, 2017).

97 Dunbar, R. (2010) *How Many Friends Does One Person Need? Dunbar's Number and Other Evolutionary Quirks.* London: Faber

98 Granovetter, M. (1983). The strength of weak ties: A network theory revisited. *Sociological Theory,* 201–233

99 »Canine Charter for Human Health« (2008). Abgerufen unter: www.dogstrust.org.uk

100 Nagasawa, M. et al. (2009). ,Dog's Gaze at Its Owner Increases Owner's Urinary Oxytocin During Social Interaction', *Hormones and Behaviour, 55* (3), 434–441

101 Korb, A. (2015). *Die Aufwärtsspirale gegen Depressionen: Mit Neurowissenschaften Schritt für Schritt genesen.* Freiburg, Herder (2016)

102 Babyak, M., Blumenthal, J. A., Herman, S., Khatri, P., Doraiswamy, M., Moore, K., Craighead, W. E., Baldewicz, T. T., Krishnan, K. R. (2000). Exercise treatment for major depression: maintenance of therapeutic benefit at 10 months. *Psychosom Med.* 62: 633–638

103 Barton, J., und Pretty, J. (2010). What is the best dose of nature and green exercise for mental health? A meta-study analysis. *Environmental Sci & Tech,* 44 (10), 3 947–3 955

104 Loehr, J., und Schwartz, T. (2003). *The Power of Full Engagement: Managing Energy, Not Time, Is the Key to High Performance and Personal Renewal*. New York: Free Press

105 Linley, A. (2008). *Average to A +*. Coventry: CAPP Press

106 Clifton, D. O., und Anderson, E. C. (2002). *Strengthsquest*. Washington: The Gallup Organisation und Peterson, C.; Seligman, M. E. P. (2004). *Character Strengths and Virtues: A handbook and classification*. Oxford: Oxford University Press

107 Seligman, M. E. P., Steen, T. A., Park, N., und Peterson, C. (2005). Positive psychology progress: Empirical validation of interventions. *American Psychologist, 60*, 410–421

108 Linley, A., Willars, J., Biswas-Diener, R. (2010). *The Strengths Book*. Coventry: CAPP Press

109 Peterson, C.; Seligman, M. E. P. (2004). *Character strengths and virtues: A handbook and classification*. Oxford: Oxford University Press

110 Peterson, C., Park, N., und Seligman, M. E. P. (2006). Greater strengths of character and recovery from illness. *The Journal of Positive Psychology, 1*, 17–26

111 Verschiedene Tests zu eigenen Stärken VIA (Values in Action Classification of Character Strengths; Peterson & Seligman, 2004) verfügbar unter www.viacharacter.org; Realise 2 Personality Strengths Project (CAPP, 2010) verfügbar unter www.strengths2020.com and Gallup's StrengthsFinder (Hodges & Clifton, 2004) verfügbar unter Gallup books und www.strengthsfinder.com; www.charakterstaerken.org

112 Seligman, M. E. P. (2002). Positive psychology, positive prevention, and positive therapy. In: C. R. Snyder und S. J. Lopez (Hrsg.), *Handbook of Positive Psychology* (3–9). New York: Oxford University Press

113 Seligman, M. E. P., Rashid, T., Parks, A. C. (2006). Positive Psychotherapy. *American Psychologist, 61*: 744–788.

114 Rath, T. (2007). *Entwickle deine Stärken – mit dem StrengthsFinder 2.0*. München, Redline Verlag (2014).

115 Hicks, J. A., und King, L. A. (2009). Meaning in life as a subjective judgment and lived experience. *Social and Personality Psychology Compass, 3*, 638–653

116 Frankl, V. E. (1963). … *trotzdem Ja zum Leben sagen: Ein Psychologe erlebt das Konzentrationslager*. München, Penguin (2018)

117 Seligman, M. E. P. (2002). *Der Glücks-Faktor: Warum Optimisten länger leben*. Bastei Lübbe (2005).

118 Kashdan, T. B., and McKnight, P. E. (2009). Origins of purpose in life: Refining our understanding of a life well lived. *Psychological Topics*, 18(2), 303–316

119 Diese Übung basiert auf einer Technik des Neurolinguistischen Programmierens.

120 Peterson, C., (2006). *A Primer in Positive Psychology*. New York: Oxford University Press

121 Eine Variante dieser Aktivität lernte ich durch Neil Crofts kennen (er ist der Autor des Buchs *Authentic, How to Make a Living by Being Yourself*. Capstone Press).

122 »The U-bend of life. Why, beyond middle age, people get happier as they get older.« *The Economist*, 16. Dezember 2010.

123 Snyder, C. R., Rand, K. L., und Sigmon, D. R. (2005). Hope Theory. In: Snyder, C. R. und Lopez, S. J. (Hrsg.). *Handbook of Positive Psychology*. London: Oxford University Press